BASISCHE ERNÄHRUNG

KOCHBUCH

VITALITÄT UND GESUNDHEIT DURCH EINFACHE ALLTAGSREZEPTE: IHR PRAKTISCHER WEGWEISER ZU EINEM AUSGEGLICHENEN PH-WERT

Eduard Wiegand

Dieses Dokument ist darauf ausgerichtet, genaue und verlässliche Informationen zu dem behandelten Thema und Sachverhalt zu liefern.

- Aus einer Grundsatzerklärung, die zu gleichen Teilen von einem Komitee der American Bar Association und einem Komitee von Verlegern und Verbänden angenommen und genehmigt wurde.

Die Reproduktion, Vervielfältigung oder Weitergabe dieses Dokuments in elektronischer oder gedruckter Form ist in keiner Weise zulässig. Alle Rechte vorbehalten.

Die hier zur Verfügung gestellten Informationen sind wahrheitsgemäß und konsistent, so dass jede Haftung, im Sinne von Unachtsamkeit oder anderweitig, durch die Nutzung oder den Missbrauch von Richtlinien, Prozessen oder Anweisungen, die in diesem Dokument enthalten sind, in der alleinigen und vollständigen Verantwortung des Empfängers und Lesers liegt. Unter keinen Umständen kann der Herausgeber für Wiedergutmachung, Schäden oder finanzielle Verluste, die direkt oder indirekt auf die hierin enthaltenen Informationen zurückzuführen sind, haftbar oder verantwortlich gemacht werden.

Alle Urheberrechte, die nicht im Besitz des Herausgebers sind, liegen bei den jeweiligen Autoren.

Die hierin enthaltenen Informationen werden ausschließlich zu Informationszwecken angeboten und sind als solche allgemein gültig. Die Präsentation der Informationen ist ohne Vertrag oder irgendeine Art von Garantiezusage.

Die verwendeten Warenzeichen werden ohne Zustimmung verwendet, und die Veröffentlichung des Warenzeichens erfolgt ohne Erlaubnis oder Rückendeckung des Markeninhabers. Alle Warenzeichen und Marken in diesem Buch dienen nur der Verdeutlichung und gehören den Eigentümern selbst, die nicht mit diesem Dokument verbunden sind.

Inhaltsverzeichnis

Kapitel 1: Einführung in die basische Ernährung

Die basische Ernährung hat in den letzten Jahren stark an Bedeutung gewonnen und zieht immer mehr Menschen in ihren Bann. Diese Ernährungsweise zielt darauf ab, den pH-Wert des Körpers durch eine gezielte Auswahl von Lebensmitteln zu beeinflussen und dadurch zahlreiche gesundheitliche Vorteile zu erzielen. Basenbildende Lebensmittel wie Obst, Gemüse, Nüsse und Samen stehen im Mittelpunkt dieser Ernährung, während säurebildende Lebensmittel wie Fleisch, Zucker und verarbeitete Produkte reduziert werden. Durch die Förderung eines ausgewogenen Säure-Basen-Haushalts soll die basische Ernährung nicht nur das körperliche Wohlbefinden steigern, sondern auch das allgemeine Lebensgefühl verbessern.

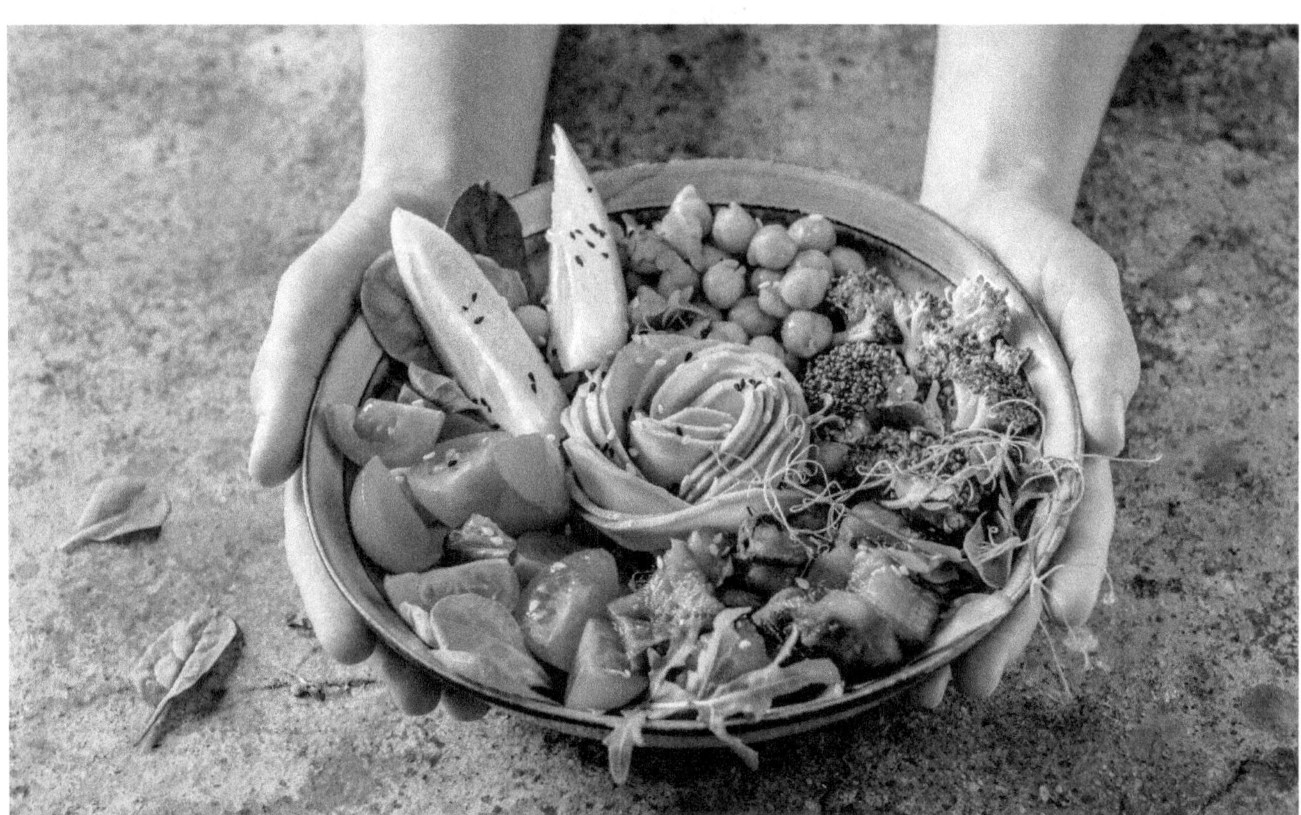

Grundprinzipien der basischen Ernährung

Die basische Ernährung, oft als alkalische Diät bezeichnet, hat in den letzten Jahren erheblich an Beliebtheit gewonnen. Diese Ernährungsweise basiert auf der Idee, dass bestimmte Lebensmittel den pH-Wert unseres Körpers beeinflussen und somit die Gesundheit und das Wohlbefinden fördern können. Um die Grundprinzipien der basischen Ernährung vollständig zu verstehen, ist es wichtig, einige grundlegende Konzepte zu erklären, die dieser Ernährungsweise zugrunde liegen.

Der menschliche Körper strebt ständig danach, einen optimalen pH-Wert aufrechtzuerhalten, der leicht alkalisch ist, etwa bei einem pH-Wert von 7,4. Der pH-Wert ist ein Maß für den Säure- oder Alkaligehalt einer Lösung, wobei ein Wert von 7 neutral ist. Werte unter 7 sind sauer, während Werte über 7 als alkalisch gelten. Verschiedene Teile unseres Körpers haben unterschiedliche pH-Werte. Zum Beispiel ist der Magen sehr sauer, um die Verdauung zu unterstützen, während das Blut leicht alkalisch ist.

Die basische Ernährung geht davon aus, dass die moderne Ernährung oft zu sauer ist, was zu einer Vielzahl von Gesundheitsproblemen führen kann. Der Konsum von Fleisch, Milchprodukten, Zucker und verarbeiteten Lebensmitteln kann den Körper säurehaltiger machen. Umgekehrt können basenbildende Lebensmittel wie Obst, Gemüse, Nüsse und Samen helfen, den pH-Wert des Körpers zu regulieren und ein gesünderes inneres Milieu zu schaffen.

Ein zentrales Prinzip der basischen Ernährung ist die Förderung des Verzehrs von Lebensmitteln, die basenbildend wirken. Diese Lebensmittel werden nach ihrer Wirkung im Körper klassifiziert, nicht nach ihrem Geschmack. Zum Beispiel sind Zitrusfrüchte wie Zitronen und Orangen sauer im Geschmack, wirken aber basenbildend, da sie nach der Verdauung alkalische Rückstände hinterlassen. Dieses Konzept kann zunächst verwirrend sein, wird aber durch die biochemischen Prozesse im Körper verständlich.

Ein weiteres wesentliches Prinzip ist die Reduzierung des Konsums von säurebildenden Lebensmitteln. Dazu gehören Fleisch, Fisch, Milchprodukte, Eier, raffinierter Zucker und verarbeitete Lebensmittel. Diese Nahrungsmittel hinterlassen nach ihrer Verdauung saure Rückstände und können den pH-Wert des Körpers in Richtung Säure verschieben. In der basischen Ernährung wird empfohlen, den Anteil dieser Lebensmittel zu reduzieren und stattdessen den Fokus auf basenbildende Nahrungsmittel zu legen.

Hydration spielt ebenfalls eine wichtige Rolle in der basischen Ernährung. Ausreichendes Trinken von Wasser unterstützt nicht nur die allgemeine Gesundheit, sondern hilft auch, überschüssige Säuren aus dem Körper zu spülen. Es wird oft empfohlen, alkalisches Wasser zu trinken, das einen höheren pH-Wert hat und somit helfen kann, das Säure-Basen-Gleichgewicht zu verbessern.

Die basische Ernährung legt auch Wert auf die Bedeutung von frischen, unverarbeiteten Lebensmitteln. Industriell verarbeitete Lebensmittel enthalten oft Konservierungsstoffe, künstliche Aromen und andere Chemikalien, die den Körper belasten können. Der Verzehr von frischem Obst und Gemüse, vorzugsweise in Bio-Qualität, wird gefördert, um den Körper mit wichtigen Nährstoffen und Enzymen zu versorgen, die für eine optimale Gesundheit erforderlich sind.

Darüber hinaus spielt die richtige Zubereitung der Speisen eine entscheidende Rolle. Rohkost, schonend gegarte oder leicht gedämpfte Lebensmittel behalten mehr von ihren natürlichen Nährstoffen und Enzymen als stark gekochte oder frittierte Speisen. Das Ziel ist es, die natürlichen Vorteile der Lebensmittel zu maximieren und gleichzeitig den Körper nicht mit zusätzlichen Toxinen oder schädlichen Fetten zu belasten.

Ein weiteres wichtiges Prinzip der basischen Ernährung ist die regelmäßige Bewegung. Körperliche Aktivität fördert die Durchblutung und unterstützt den Körper dabei, Säuren abzubauen und auszuscheiden. Gleichzeitig wird der Stoffwechsel angeregt, was wiederum die allgemeine Gesundheit und das Wohlbefinden verbessert.

Neben der physischen Gesundheit legt die basische Ernährung auch Wert auf die emotionale und geistige Balance. Stress kann den Körper dazu veranlassen, mehr Säuren zu produzieren, weshalb Techniken zur Stressbewältigung wie Meditation, Yoga oder einfach regelmäßige Entspannungsübungen empfohlen werden. Ein ganzheitlicher Ansatz, der Körper, Geist und Seele umfasst, ist ein zentraler Bestandteil dieser Ernährungsweise.

Es ist wichtig zu betonen, dass die basische Ernährung nicht als strenge Diät betrachtet wird, sondern vielmehr als langfristige Ernährungs- und Lebensweise. Die Flexibilität und Individualität dieser Ernährungsweise ermöglichen es, sie an die persönlichen Bedürfnisse und Vorlieben anzupassen. Das Ziel ist es, eine nachhaltige und ausgewogene Ernährung zu fördern, die sowohl den Körper nährt als auch das allgemeine Wohlbefinden steigert.

Ein weiteres interessantes Konzept in der basischen Ernährung ist die Idee der „80/20-Regel". Diese Regel besagt, dass etwa 80% der aufgenommenen Lebensmittel basenbildend und 20% säurebildend sein sollten. Diese Balance hilft, das Säure-Basen-Gleichgewicht zu erhalten, ohne dass man sich übermäßig einschränken muss. Es ist eine praktische und umsetzbare Herangehensweise, die es ermöglicht, die Prinzipien der basischen Ernährung in den Alltag zu integrieren, ohne dass man das Gefühl hat, auf Genuss verzichten zu müssen.

Zusammenfassend lässt sich sagen, dass die Grundprinzipien der basischen Ernährung auf der Idee beruhen, das Gleichgewicht im Körper durch den Verzehr von basenbildenden Lebensmitteln zu fördern und säurebildende Lebensmittel zu reduzieren. Durch die Betonung von frischen, unverarbeiteten Lebensmitteln, ausreichender Hydration, regelmäßiger Bewegung und Stressbewältigung zielt diese Ernährungsweise darauf ab, die Gesundheit und das Wohlbefinden ganzheitlich zu verbessern. Die basische Ernährung bietet eine flexible und nachhaltige Herangehensweise, die sowohl die physischen als auch die emotionalen Bedürfnisse des Menschen berücksichtigt und somit zu einem gesünderen und ausgeglicheneren Leben beitragen kann.

Vorteile einer alkalischen Diät für Gesundheit und Wohlbefinden

Die Vorteile einer basischen Ernährung sind vielfältig und umfassen sowohl körperliche als auch geistige Aspekte des Wohlbefindens. Viele Menschen haben durch die Umstellung auf eine basische Ernährung signifikante Verbesserungen ihrer Gesundheit und Lebensqualität erfahren. Um die Vorteile einer solchen Diät umfassend zu verstehen, ist es hilfreich, einen tieferen Einblick in die wissenschaftlichen und praktischen Grundlagen zu gewinnen.

Einer der wichtigsten Vorteile der basischen Ernährung ist die Förderung eines ausgewogenen Säure-Basen-Haushalts im Körper. Ein ausgewogener pH-Wert ist entscheidend für das reibungslose Funktionieren zahlreicher biologischer Prozesse. Wenn der Körper zu sauer wird, was oft durch den übermäßigen Konsum von säurebildenden Lebensmitteln wie Fleisch, Zucker und verarbeiteten Produkten verursacht wird, können verschiedene gesundheitliche Probleme auftreten. Dazu gehören chronische Müdigkeit, Verdauungsprobleme und eine erhöhte Anfälligkeit für Krankheiten. Eine basische Ernährung kann dazu beitragen, diese Probleme zu verhindern oder zu lindern, indem sie den Körper dabei unterstützt, den idealen pH-Wert aufrechtzuerhalten.

Ein weiterer signifikanter Vorteil der basischen Ernährung ist die Verbesserung der Knochengesundheit. Studien haben gezeigt, dass eine Ernährung, die reich an säurebildenden Lebensmitteln ist, zu einer Entmineralisierung der Knochen führen kann, was das Risiko für Osteoporose und Frakturen erhöht. Basenbildende Lebensmittel wie grünes Blattgemüse, Nüsse und Samen sind reich an essentiellen Mineralien wie Kalzium, Magnesium und Kalium, die zur Stärkung der Knochen beitragen. Durch den Verzehr dieser Lebensmittel kann das Risiko für Knochenerkrankungen reduziert werden, was insbesondere für ältere Menschen von großer Bedeutung ist.

Die Förderung der Verdauungsgesundheit ist ein weiterer wesentlicher Vorteil der basischen Ernährung. Basische Lebensmittel sind oft reich an Ballaststoffen, die die Darmgesundheit unterstützen, indem sie die Verdauung fördern und Verstopfungen vorbeugen. Ballaststoffe dienen auch als Nährstoffquelle für die nützlichen Bakterien im Darm, was zu einer gesunden Darmflora beiträgt. Eine gesunde Darmflora ist wichtig für das Immunsystem und kann helfen, Entzündungen im Körper zu reduzieren. Darüber hinaus können basische Lebensmittel helfen, den Säuregehalt im Magen zu neutralisieren, was Sodbrennen und andere Verdauungsprobleme lindern kann.

Die basische Ernährung kann auch zur Verbesserung der Hautgesundheit beitragen. Viele Menschen, die auf eine basische Ernährung umgestellt haben, berichten von einer klareren und strahlenderen Haut. Dies kann darauf zurückgeführt werden, dass eine basische Ernährung reich an Antioxidantien ist, die helfen, freie Radikale zu bekämpfen und die Haut vor Schäden zu schützen. Zudem unterstützt die erhöhte Zufuhr von Vitaminen und Mineralien die Hautgesundheit und kann Hautprobleme wie Akne und Ekzeme lindern.

Ein weiterer Vorteil der basischen Ernährung ist die Steigerung des Energieniveaus. Viele Menschen stellen fest, dass sie sich energiegeladener und weniger müde fühlen, wenn sie basenbildende Lebensmittel in ihre Ernährung integrieren. Dies kann auf die verbesserte Nährstoffaufnahme und den effizienteren Stoffwechsel zurückgeführt werden, die durch eine basische Ernährung gefördert werden. Die Reduzierung von säurebildenden Lebensmitteln kann auch dazu beitragen, Schwankungen im Blutzuckerspiegel zu verhindern, was zu einer stabileren Energieversorgung führt.

Die basische Ernährung kann auch eine positive Wirkung auf das geistige Wohlbefinden haben. Eine ausgewogene Ernährung, die reich an basenbildenden Lebensmitteln ist, kann helfen, Stimmungsschwankungen zu reduzieren und die geistige Klarheit zu verbessern. Dies kann auf die verbesserte Nährstoffzufuhr und die Reduzierung von entzündungsfördernden Substanzen im Körper zurückgeführt werden. Darüber hinaus kann eine basische Ernährung helfen, Stress abzubauen und die allgemeine Lebensqualität zu verbessern.

Ein oft übersehener Vorteil der basischen Ernährung ist die Unterstützung des Immunsystems. Eine Ernährung, die reich an Obst, Gemüse und anderen basenbildenden Lebensmitteln ist, kann das Immunsystem stärken, indem sie den Körper mit wichtigen Nährstoffen versorgt, die für die Immunfunktion notwendig sind. Vitamine wie Vitamin C, das in Zitrusfrüchten und Beeren reichlich vorhanden ist, und Mineralien wie Zink und Selen, die in Nüssen und Samen enthalten sind, spielen eine entscheidende Rolle bei der Aufrechterhaltung eines starken Immunsystems.

Ein weiterer wichtiger Vorteil ist die Unterstützung bei der Gewichtsabnahme. Die basische Ernährung kann helfen, das Körpergewicht zu regulieren, da sie reich an nährstoffdichten, kalorienarmen Lebensmitteln ist. Durch den Verzehr von mehr Obst und Gemüse und weniger verarbeiteten Lebensmitteln und Zucker kann die Kalorienaufnahme reduziert und gleichzeitig das Sättigungsgefühl erhöht werden. Dies kann helfen, Heißhungerattacken zu vermeiden und das Gewicht langfristig zu kontrollieren.

Darüber hinaus kann die basische Ernährung die Herzgesundheit fördern. Eine Ernährung, die reich an basenbildenden Lebensmitteln ist, kann helfen, den Blutdruck zu regulieren und das Risiko für Herz-Kreislauf-Erkrankungen zu senken. Viele basische Lebensmittel sind reich an herzgesunden Nährstoffen wie Kalium, das den Blutdruck regulieren kann, und Antioxidantien, die helfen können, Entzündungen zu reduzieren und die Blutgefäße zu schützen.

Ein weiterer bemerkenswerter Vorteil der basischen Ernährung ist ihre Fähigkeit, den Alterungsprozess zu verlangsamen. Die reichhaltige Zufuhr von Antioxidantien, Vitaminen und Mineralien kann helfen, die Zellgesundheit zu erhalten und die Auswirkungen des Alterns zu verlangsamen. Eine basische Ernährung kann helfen, die Haut jung und strahlend zu halten, die Knochengesundheit zu unterstützen und die geistige Klarheit im Alter zu bewahren.

Die basische Ernährung bietet eine umfassende Herangehensweise, um Gesundheit und Wohlbefinden zu fördern. Durch die Betonung von basenbildenden Lebensmitteln und die Reduktion von säurebildenden Produkten trägt sie zur Unterstützung des Säure-Basen-Gleichgewichts im Körper bei. Diese Ernährungsweise stärkt nicht nur die Knochengesundheit, verbessert die Verdauung und die Haut, sondern steigert auch die Energie und unterstützt das Immunsystem. Insgesamt stellt die basische Ernährung eine wertvolle Methode dar, um die Lebensqualität nachhaltig zu verbessern und den Körper ganzheitlich zu unterstützen.

Kapitel 2: Wie man den Übergang zu einer basischen Diät macht

Der Übergang zu einer basischen Ernährung kann zunächst herausfordernd erscheinen, doch mit einer sorgfältigen Planung und einem bewussten Ansatz lässt sich dieser Wechsel erfolgreich und nachhaltig gestalten. Eine fundierte Bewertung des aktuellen Ernährungszustandes bildet die Grundlage für die notwendigen Veränderungen. Dabei geht es darum, die bisherigen Essgewohnheiten zu reflektieren und ein besseres Verständnis dafür zu entwickeln, wie diese den Körper beeinflussen. Mit diesem Wissen kann man schrittweise Anpassungen vornehmen, die den Weg zu einer gesünderen und ausgewogeneren Ernährungsweise ebnen.

Bewertung des aktuellen Ernährungszustandes

Der erste Schritt auf dem Weg zu einer basischen Ernährung ist die gründliche Bewertung des aktuellen Ernährungszustandes. Diese Selbstreflexion ermöglicht es, ein klares Bild von den eigenen Essgewohnheiten zu gewinnen und zu verstehen, wie diese das Wohlbefinden und die Gesundheit beeinflussen. Eine präzise Bestandsaufnahme ist unerlässlich, um die notwendigen Änderungen gezielt und effektiv vornehmen zu können.

Zu Beginn sollte man ein Ernährungstagebuch führen, in dem über einen Zeitraum von mindestens einer Woche alle konsumierten Lebensmittel und Getränke detailliert aufgezeichnet werden. Notieren Sie nicht nur die Art und Menge der Speisen, sondern auch die Tageszeiten und eventuelle Zwischenmahlzeiten. Diese Praxis hilft, Muster und Gewohnheiten zu erkennen, die oft unbewusst ablaufen. Beispielsweise könnte man feststellen, dass der tägliche Konsum von Kaffee und zuckerhaltigen Snacks höher ist als angenommen, oder dass Gemüse und Obst selten auf dem Speiseplan stehen.

Ein weiterer wichtiger Aspekt der Bewertung ist das Verständnis der säurebildenden und basenbildenden Eigenschaften der verzehrten Lebensmittel. Säurebildende Lebensmittel wie Fleisch, Milchprodukte, raffinierter Zucker und verarbeitete Lebensmittel können das Säure-Basen-Gleichgewicht des Körpers stören und zu einer Ansammlung von Säuren führen. Basenbildende Lebensmittel hingegen, darunter Obst, Gemüse, Nüsse und Samen, tragen zur Neutralisierung von Säuren bei und unterstützen die Aufrechterhaltung eines gesunden pH-Wertes. Indem man die bisherige Ernährung durch diese Linse betrachtet, lässt sich besser einschätzen, welche Lebensmittel reduziert und welche vermehrt konsumiert werden sollten.

Eine weitere nützliche Methode zur Bewertung des Ernährungszustandes ist die Beobachtung körperlicher und emotionaler Reaktionen auf bestimmte Lebensmittel. Manche Menschen reagieren empfindlicher auf säurebildende Lebensmittel und können Symptome wie Müdigkeit, Verdauungsprobleme oder Hautunreinheiten entwickeln. Indem man bewusst darauf achtet, wie sich der Körper nach dem Verzehr verschiedener Lebensmittel fühlt, können Rückschlüsse auf individuelle Unverträglichkeiten oder Bedürfnisse gezogen werden.

Neben der rein physischen Ernährung ist es auch wichtig, das emotionale und psychologische Verhältnis zu Lebensmitteln zu betrachten. Emotionales Essen, bei dem Nahrung zur Bewältigung von Stress, Langeweile oder anderen Gefühlen verwendet wird, kann zu ungesunden Essgewohnheiten führen. Diese Gewohnheiten zu erkennen und zu adressieren, ist ein entscheidender Schritt, um eine nachhaltige und gesunde Ernährungsweise zu etablieren. Methoden wie achtsames Essen, bei dem man sich bewusst Zeit nimmt, das Essen zu genießen und die Signale des Körpers wahrzunehmen, können helfen, diese Beziehung zu verbessern.

Ein weiterer Aspekt, der oft übersehen wird, ist die Bewertung der Lebensmittelauswahl und des Kochverhaltens. Frisch zubereitete Mahlzeiten aus natürlichen Zutaten sind oft nährstoffreicher und gesünder als verarbeitete Fertigprodukte. Durch die Analyse, wie oft und welche Art von Lebensmitteln selbst zubereitet werden, kann man erkennen, ob es Verbesserungspotenzial gibt. Das Ziel sollte sein, mehr frische, unverarbeitete Lebensmittel in den Alltag zu integrieren und dabei einfache, aber gesunde Kochmethoden zu nutzen.

Nachdem man ein umfassendes Bild der aktuellen Ernährung gewonnen hat, ist es hilfreich, konkrete Ziele für die Umstellung zu formulieren. Diese Ziele sollten realistisch und erreichbar sein, um eine nachhaltige Veränderung zu ermöglichen. Ein Beispiel könnte sein, den Konsum von zuckerhaltigen Getränken schrittweise zu reduzieren und durch Wasser oder Kräutertees zu ersetzen. Ein anderes Ziel könnte sein, mindestens einmal täglich eine Portion Gemüse in die Mahlzeit zu integrieren.

Zusätzlich zur persönlichen Bewertung kann es nützlich sein, professionelle Unterstützung in Anspruch zu nehmen. Ernährungsberater oder Ärzte können wertvolle Einblicke und Empfehlungen geben, die auf wissenschaftlichen Erkenntnissen basieren und individuell angepasst sind. Sie können auch dabei helfen, eventuelle Nährstoffmängel zu identifizieren und spezifische Strategien zu entwickeln, um diese auszugleichen.

Die Bewertung des aktuellen Ernährungszustandes umfasst auch die Betrachtung der Umweltfaktoren, die die Ernährung beeinflussen. Der Zugang zu frischen, hochwertigen Lebensmitteln kann durch verschiedene Faktoren wie geografische Lage, finanzielle Mittel und Zeitmanagement eingeschränkt sein. Es ist wichtig, realistische Lösungen zu finden, um diese Herausforderungen zu bewältigen. Dazu könnte gehören, lokale Bauernmärkte zu besuchen, saisonale und regionale Produkte zu bevorzugen oder durch eine sorgfältige Planung der Mahlzeiten unnötige Lebensmittelverschwendung zu vermeiden.

Ein weiterer wichtiger Schritt in der Bewertung des Ernährungszustandes ist die Analyse der Flüssigkeitszufuhr. Ausreichende Hydration ist entscheidend für die Gesundheit und kann das Säure-Basen-Gleichgewicht im Körper unterstützen. Wasser ist die beste Wahl, um den Körper mit der notwendigen Flüssigkeit zu versorgen, aber auch Kräutertees und frisch gepresste Säfte können wertvolle Beiträge leisten. Es ist wichtig, den Konsum von koffeinhaltigen und zuckerhaltigen Getränken zu reduzieren, da diese das Säurelevel im Körper erhöhen können.

Zusammenfassend lässt sich sagen, dass die Bewertung des aktuellen Ernährungszustandes ein umfassender Prozess ist, der sowohl physische als auch emotionale Aspekte umfasst. Durch die detaillierte Analyse der bisherigen Essgewohnheiten, das Verständnis der Auswirkungen verschiedener Lebensmittel auf den Körper und die Betrachtung persönlicher Bedürfnisse und Umstände kann eine solide Grundlage für den Übergang zu einer basischen Ernährung geschaffen werden. Diese Selbstreflexion ermöglicht es, gezielte und nachhaltige Veränderungen vorzunehmen, die zu einer verbesserten Gesundheit und einem gesteigerten Wohlbefinden führen.

Schrittweise Anleitung zur Umstellung auf eine basische Ernährung

Die Umstellung auf eine basische Ernährung mag auf den ersten Blick einschüchternd wirken, doch mit einer schrittweisen und wohlüberlegten Herangehensweise kann dieser Übergang reibungslos und nachhaltig gelingen. Ein schrittweiser Ansatz hilft nicht nur, den Körper an die neuen Ernährungsgewohnheiten zu gewöhnen, sondern ermöglicht es auch, langfristige Veränderungen zu etablieren, die das Wohlbefinden und die Gesundheit erheblich verbessern können.

Der erste Schritt besteht darin, sich bewusst zu machen, welche Lebensmittel basenbildend und welche säurebildend wirken. Beginnen Sie damit, Ihre Küche und Vorratskammer zu überprüfen. Ersetzen Sie säurebildende Lebensmittel wie raffinierte Zucker, Weißmehlprodukte und verarbeitete Lebensmittel nach und nach durch basenbildende Alternativen. Statt Weißbrot könnten Sie beispielsweise auf Vollkornbrot umsteigen, und statt gesüßter Frühstücksflocken könnten Sie Haferflocken oder Quinoa wählen. Dieser schrittweise Austausch erleichtert die Umstellung und sorgt dafür, dass die neuen Lebensmittel nicht nur gesünder, sondern auch schmackhaft und vielfältig sind.

Ein weiterer wichtiger Schritt ist die Einführung von mehr frischem Obst und Gemüse in Ihre tägliche Ernährung. Beginnen Sie damit, zu jeder Mahlzeit mindestens eine Portion Gemüse hinzuzufügen. Dies kann in Form von Salaten, gedünstetem Gemüse oder sogar Gemüsesmoothies geschehen. Obst sollte ebenfalls regelmäßig auf Ihrem Speiseplan stehen, sei es als Snack zwischen den Mahlzeiten oder als Bestandteil des Frühstücks. Eine einfache Möglichkeit, dies zu tun, ist, einen Obstsalat vorzubereiten, den Sie über den Tag verteilt genießen können. Der Verzehr von frischem Obst und Gemüse sorgt nicht nur für eine ausreichende Versorgung mit Vitaminen und Mineralstoffen, sondern unterstützt auch die basische Balance des Körpers.

Hydration ist ein weiterer wichtiger Aspekt bei der Umstellung auf eine basische Ernährung. Trinken Sie ausreichend Wasser, um den Körper zu hydratisieren und überschüssige Säuren auszuspülen. Alkalisches Wasser, das durch spezielle Filter oder Zusätze hergestellt werden kann, kann besonders hilfreich sein. Versuchen Sie, zuckerhaltige und koffeinhaltige Getränke zu reduzieren oder ganz zu vermeiden. Kräutertees und frisch gepresste Säfte sind hervorragende Alternativen, die den Körper zusätzlich mit wichtigen Nährstoffen versorgen.

Eine weitere hilfreiche Strategie ist es, den Konsum von säurebildenden Lebensmitteln schrittweise zu reduzieren, anstatt sie abrupt zu eliminieren. Dies kann helfen, Heißhungerattacken zu vermeiden und den Übergang leichter zu gestalten. Wenn Sie beispielsweise daran gewöhnt sind, jeden Tag Fleisch zu essen, könnten Sie zunächst damit beginnen, einige Tage pro Woche fleischfreie Mahlzeiten einzuplanen und diese durch pflanzliche Proteinquellen wie Linsen, Bohnen oder Tofu zu ersetzen. Auf diese Weise kann sich der Körper allmählich an die neuen Ernährungsgewohnheiten gewöhnen, ohne dass es zu starken Entzugserscheinungen kommt.

Es ist auch wichtig, sich Zeit zu nehmen, um neue Rezepte und Kochtechniken zu entdecken, die zu einer basischen Ernährung passen. Die Umstellung auf eine neue Ernährungsweise bietet die perfekte Gelegenheit, kreativ in der Küche zu werden und neue Geschmackserlebnisse zu entdecken. Investieren Sie Zeit in das Ausprobieren von Rezepten, die reich an basenbildenden Lebensmitteln sind, und experimentieren Sie mit verschiedenen Gewürzen und Kräutern, um den Geschmack Ihrer Gerichte zu verbessern. Das Kochen sollte Spaß machen und nicht als lästige Pflicht empfunden werden.

Eine weitere effektive Methode, die Umstellung zu erleichtern, besteht darin, Mahlzeiten im Voraus zu planen und vorzubereiten. Erstellen Sie einen wöchentlichen Speiseplan, der eine Vielzahl von basenbildenden Lebensmitteln enthält, und bereiten Sie größere Mengen zu, die Sie über die Woche verteilt genießen können. Dies spart nicht nur Zeit, sondern stellt auch sicher, dass Sie immer gesunde, basische Optionen zur Hand haben, selbst wenn der Alltag stressig wird. Meal-Prep kann helfen, Versuchungen zu widerstehen und ungesunde, spontane Entscheidungen zu vermeiden.

Neben der Ernährung spielt auch Bewegung eine wichtige Rolle bei der Unterstützung des Übergangs zu einer basischen Ernährung. Regelmäßige körperliche Aktivität hilft, den Stoffwechsel zu beschleunigen, die Durchblutung zu verbessern und den Körper bei der Ausscheidung von Säuren zu unterstützen. Finden Sie eine Form der Bewegung, die Ihnen Freude bereitet, sei es Yoga, Laufen, Schwimmen oder einfach ein Spaziergang im Park. Bewegung sollte ein fester Bestandteil Ihres Alltags werden, um die positiven Effekte der basischen Ernährung zu maximieren.

Die Unterstützung durch Familie und Freunde kann ebenfalls eine wertvolle Hilfe sein. Teilen Sie Ihre Pläne und Ziele mit Ihren Lieben und ermutigen Sie sie, Sie auf Ihrem Weg zu unterstützen oder sogar selbst mitzumachen. Gemeinsam gesunde Mahlzeiten zuzubereiten und neue Rezepte auszuprobieren, kann nicht nur Spaß machen, sondern auch die Motivation und das Durchhaltevermögen stärken.

Es ist auch ratsam, sich über die langfristigen Vorteile und wissenschaftlichen Hintergründe der basischen Ernährung zu informieren. Je mehr Sie über die positiven Auswirkungen auf Ihre Gesundheit wissen, desto motivierter werden Sie sein, die Umstellung durchzuziehen. Lesen Sie Bücher, Artikel und Studien zu diesem Thema und bleiben Sie stets neugierig und offen für neues Wissen.

Geduld ist ein weiterer Schlüssel zum Erfolg bei der Umstellung auf eine basische Ernährung. Veränderungen geschehen nicht über Nacht, und es ist wichtig, sich selbst Zeit zu geben, sich an die neuen Gewohnheiten zu gewöhnen. Seien Sie nachsichtig mit sich selbst und erlauben Sie sich, Fehler zu machen und daraus zu lernen. Jede kleine Verbesserung ist ein Schritt in die richtige Richtung und wird langfristig zu großen Veränderungen führen.

Abschließend ist es wichtig, auf die eigenen Bedürfnisse und den eigenen Körper zu hören. Jeder Mensch ist einzigartig, und was für den einen funktioniert, muss nicht zwangsläufig für den anderen gelten. Passen Sie die Umstellung an Ihre individuellen Bedürfnisse und Vorlieben an und finden Sie einen Weg, der für Sie nachhaltig und machbar ist. Mit der richtigen Einstellung und einem schrittweisen Ansatz können Sie die Vorteile einer basischen Ernährung voll ausschöpfen und ein neues Niveau an Gesundheit und Wohlbefinden erreichen.

Die Umstellung auf eine basische Ernährung erfordert Geduld, Planung und Selbstdisziplin. Durch die schrittweise Einführung basenbildender Lebensmittel und die schrittweise Reduzierung säurebildender Nahrungsmittel wird der Körper sanft an die neue Ernährungsweise gewöhnt. Die Unterstützung durch Familie und Freunde sowie regelmäßige Bewegung können den Übergang zusätzlich erleichtern. Langfristig führt diese bewusste Veränderung zu einer verbesserten Gesundheit und einem gesteigerten Wohlbefinden, wodurch die Vorteile einer basischen Ernährung voll ausgeschöpft werden können.

Kapitel 3: Basische Frühstücksrezepte

Energiespendende Smoothies und Säfte

1. Grüner Energie-Smoothie mit Spinat und Avocado

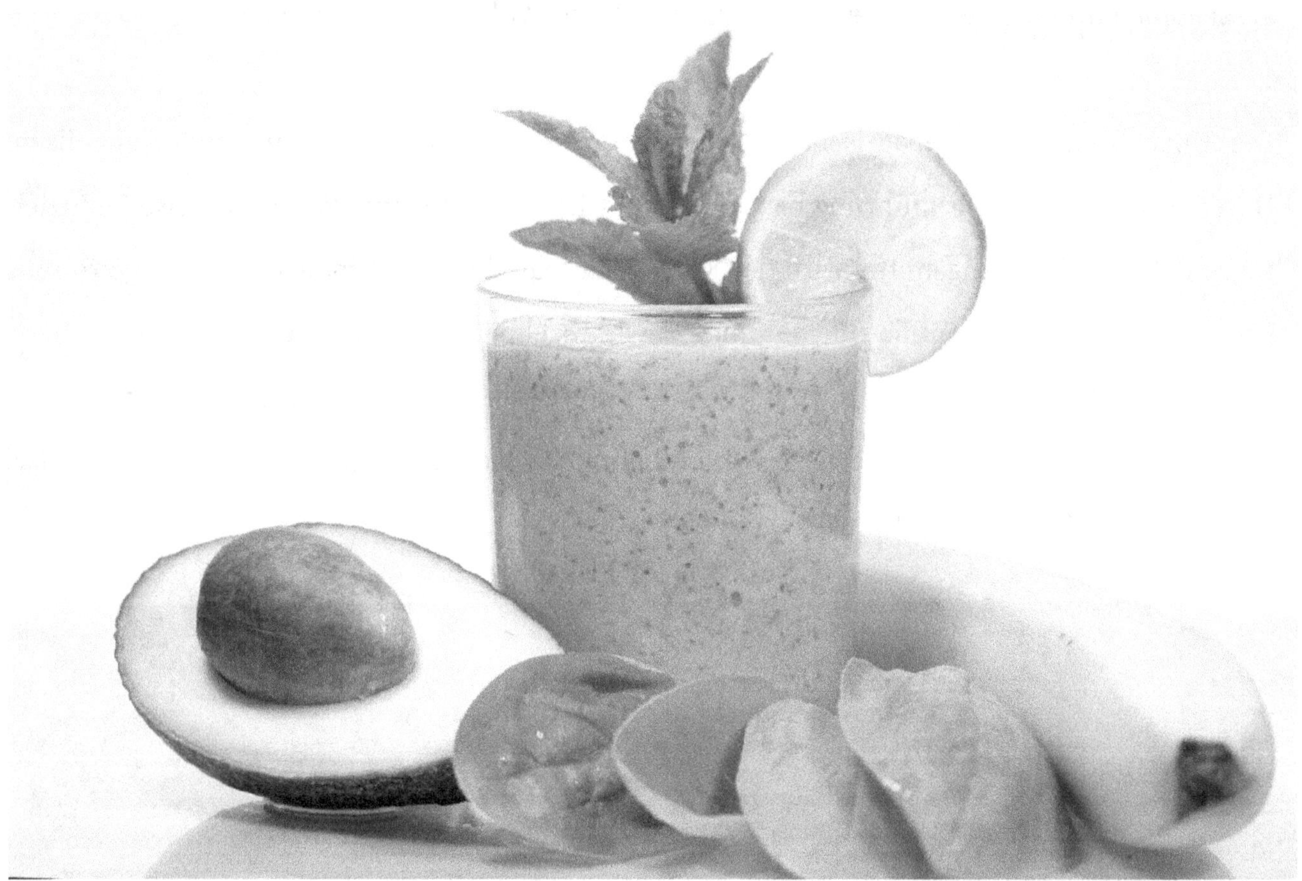

Zubereitungszeit: 10 Minuten | Kochzeit: 0 Minuten | Portionen: 2

Schwierigkeiten: Einfach

Zutaten

- 100 g frischer Spinat
- 1 reife Avocado
- 1 Banane
- 200 ml Kokoswasser
- Saft einer halben Zitrone

Zubereitung

1. Spinat gründlich waschen und abtropfen lassen.

2. Avocado halbieren, entkernen und das Fruchtfleisch herauslöffeln.

3. Banane schälen und in Stücke schneiden.

4. Alle Zutaten in einen Mixer geben und pürieren, bis eine glatte Konsistenz erreicht ist.

5. In Gläser füllen und sofort servieren.

Nährwerte (pro Portion): Kalorien 240 | Fett 12 g | Kohlenhydrate 30 g | Protein 4 g

2. Beeren-Bananen-Smoothie

Zubereitungszeit: 5 Minuten | **Kochzeit:** 0 Minuten | **Portionen:** 2

Schwierigkeiten: Einfach

Zutaten

- 150 g gemischte Beeren (frisch oder gefroren)

- 1 Banane

- 200 ml Mandelmilch

- 1 TL Chiasamen

- 1 TL Ahornsirup

Zubereitung

1. Beeren und Banane in den Mixer geben.

2. Mandelmilch, Chiasamen und Ahornsirup hinzufügen.

3. Mixen, bis die Mischung cremig ist.

4. In Gläser gießen und genießen.

Nährwerte (pro Portion): Kalorien 180 | Fett 4 g | Kohlenhydrate 36 g | Protein 3 g

3. Mango-Ingwer-Detox-Saft

Zubereitungszeit: 10 Minuten | **Kochzeit:** 0 Minuten | **Portionen:** 2

Schwierigkeiten: Einfach

Zutaten

- 1 reife Mango
- 1 kleines Stück Ingwer (ca. 2 cm)
- Saft einer Limette
- 200 ml Wasser
- 1 TL Leinsamen

Zubereitung

1. Mango schälen, entkernen und das Fruchtfleisch in Stücke schneiden.
2. Ingwer schälen und fein hacken.
3. Alle Zutaten in einen Mixer geben und zu einem glatten Saft verarbeiten.
4. In Gläser füllen und sofort servieren.

Nährwerte (pro Portion): Kalorien 130 | Fett 1 g | Kohlenhydrate 30 g | Protein 1 g

4. Ananas-Kokos-Smoothie

Zubereitungszeit: 5 Minuten | **Kochzeit:** 0 Minuten | **Portionen:** 2

Schwierigkeiten: Einfach

Zutaten

- 200 g Ananas (frisch oder gefroren)
- 200 ml Kokosmilch
- 1 EL Kokosraspeln
- 1 TL Agavendicksaft
- Eine Prise Kurkuma

Zubereitung

1. Ananas in Stücke schneiden.
2. Alle Zutaten in den Mixer geben.
3. Pürieren, bis eine cremige Konsistenz erreicht ist.
4. In Gläser gießen und mit Kokosraspeln garnieren.

Nährwerte (pro Portion): Kalorien 220 | Fett 14 g | Kohlenhydrate 24 g | Protein 2 g

5. Apfel-Spinat-Smoothie

Zubereitungszeit: 10 Minuten | **Kochzeit:** 0 Minuten | **Portionen:** 2

Schwierigkeiten: Einfach

Zutaten

- 1 Apfel
- 50 g frischer Spinat
- 1 Selleriestange
- 200 ml Wasser
- Saft einer halben Zitrone

Zubereitung

1. Apfel waschen, entkernen und in Stücke schneiden.
2. Spinat und Sellerie waschen und grob hacken.
3. Alle Zutaten in den Mixer geben und pürieren.
4. In Gläser füllen und sofort genießen.

Nährwerte (pro Portion): Kalorien 90 | Fett 0 g | Kohlenhydrate 21 g | Protein 1 g

6. Karotten-Orangen-Ingwer-Saft

Zubereitungszeit: 10 Minuten | **Kochzeit:** 0 Minuten | **Portionen:** 2

Schwierigkeiten: Einfach

Zutaten

- 2 Karotten
- 2 Orangen
- 1 kleines Stück Ingwer (ca. 2 cm)
- 100 ml Wasser
- 1 TL Honig

Zubereitung

1. Karotten schälen und in Stücke schneiden.
2. Orangen schälen und in Segmente teilen.

3. Ingwer schälen und fein hacken.

4. Alle Zutaten in den Mixer geben und zu einem glatten Saft verarbeiten.

5. In Gläser füllen und servieren.

Nährwerte (pro Portion): Kalorien 120 | Fett 0 g | Kohlenhydrate 29 g | Protein 1 g

7. Erdbeer-Melonen-Smoothie

Zubereitungszeit: 5 Minuten | **Kochzeit:** 0 Minuten | **Portionen:** 2

Schwierigkeiten: Einfach

Zutaten

- 150 g Erdbeeren (frisch oder gefroren)
- 200 g Wassermelone (ohne Kerne)
- Saft einer halben Zitrone
- 100 ml Kokoswasser
- 1 TL Agavendicksaft

Zubereitung

1. Erdbeeren waschen und entstielen.

2. Wassermelone in Stücke schneiden.

3. Alle Zutaten in den Mixer geben und zu einem glatten Smoothie pürieren.

4. In Gläser füllen und sofort servieren.

Nährwerte (pro Portion): Kalorien 80 | Fett 0 g | Kohlenhydrate 19 g | Protein 1 g

8. Rote-Bete-Granatapfel-Saft

Zubereitungszeit: 10 Minuten | **Kochzeit:** 0 Minuten | **Portionen:** 2

Schwierigkeiten: Einfach

Zutaten

- 1 kleine Rote Bete
- 1 Granatapfel
- Saft einer Orange
- 100 ml Wasser

- 1 TL Honig

Zubereitung

1. Rote Bete schälen und in Stücke schneiden.

2. Granatapfel halbieren und die Kerne herauslösen.

3. Alle Zutaten in den Mixer geben und zu einem glatten Saft verarbeiten.

4. In Gläser füllen und sofort servieren.

Nährwerte (pro Portion): Kalorien 150 | Fett 1 g | Kohlenhydrate 35 g | Protein 2 g

9. Gurken-Minze-Smoothie

Zubereitungszeit: 5 Minuten | **Kochzeit:** 0 Minuten | **Portionen:** 2

Schwierigkeiten: Einfach

Zutaten

- 1 Gurke

- 1 Handvoll frische Minzblätter

- 200 ml Wasser

- Saft einer halben Limette

- 1 TL Agavendicksaft

Zubereitung

1. Gurke waschen und in Stücke schneiden.

2. Minzblätter waschen.

3. Alle Zutaten in den Mixer geben und zu einem glatten Smoothie pürieren.

4. In Gläser füllen und sofort servieren.

Nährwerte (pro Portion): Kalorien 40 | Fett 0 g | Kohlenhydrate 10 g | Protein 1 g

10. Blaubeer-Mandel-Smoothie

Zubereitungszeit: 5 Minuten | **Kochzeit:** 0 Minuten | **Portionen:** 2

Schwierigkeiten: Einfach

Zutaten

- 150 g Blaubeeren (frisch oder gefroren)
- 200 ml Mandelmilch
- 1 TL Mandelmus
- 1 TL Leinsamen
- 1 TL Ahornsirup

Zubereitung

1. Blaubeeren und Mandelmilch in den Mixer geben.
2. Mandelmus, Leinsamen und Ahornsirup hinzufügen.
3. Alles zu einem glatten Smoothie pürieren.
4. In Gläser gießen und sofort servieren.

Nährwerte (pro Portion): Kalorien 170 | Fett 8 g | Kohlenhydrate 20 g | Protein 3 g

Nahrhafte Frühstücksbowls

11. Quinoa-Beeren-Bowl mit Mandelmilch

Zubereitungszeit: 10 Minuten | **Kochzeit:** 15 Minuten | **Portionen:** 2

Schwierigkeiten: Einfach

Zutaten

- 100 g Quinoa
- 300 ml Mandelmilch
- 150 g gemischte Beeren (frisch oder gefroren)
- 1 EL Mandelsplitter
- 1 TL Ahornsirup

Zubereitung

1. Quinoa gründlich waschen und in einem Topf mit 200 ml Wasser zum Kochen bringen. Etwa 15 Minuten köcheln lassen, bis das Wasser absorbiert ist.
2. Mandelmilch erhitzen und mit dem gekochten Quinoa vermischen.
3. Beeren und Mandelsplitter hinzufügen.

4. Mit Ahornsirup süßen und servieren.

Nährwerte (pro Portion): Kalorien 270 | Fett 9 g | Kohlenhydrate 40 g | Protein 8 g

12. Chia-Samen-Pudding mit Mango und Kokosnuss

Zubereitungszeit: 10 Minuten (plus Kühlzeit) | **Kochzeit:** 0 Minuten | **Portionen:** 2

Schwierigkeiten: Einfach

Zutaten

- 4 EL Chia-Samen
- 250 ml Kokosmilch
- 1 reife Mango
- 1 EL Kokosraspeln
- 1 TL Agavendicksaft

Zubereitung

1. Chia-Samen in Kokosmilch einrühren und mindestens 2 Stunden oder über Nacht im Kühlschrank quellen lassen.
2. Mango schälen, entkernen und in Würfel schneiden.
3. Chia-Pudding in Schalen füllen, Mangostücke darauf verteilen.
4. Mit Kokosraspeln und Agavendicksaft garnieren und servieren.

Nährwerte (pro Portion): Kalorien 310 | Fett 20 g | Kohlenhydrate 28 g | Protein 5 g

13. Haferflocken-Bowl mit Äpfeln und Zimt

Zubereitungszeit: 10 Minuten | **Kochzeit:** 5 Minuten | **Portionen:** 2

Schwierigkeiten: Einfach

Zutaten

- 80 g Haferflocken
- 300 ml Hafermilch
- 1 Apfel
- 1 TL Zimt
- 1 TL Ahornsirup

Zubereitung

1. Haferflocken und Hafermilch in einem Topf erhitzen und unter ständigem Rühren etwa 5 Minuten köcheln lassen, bis ein Brei entsteht.

2. Apfel waschen, entkernen und in kleine Stücke schneiden.

3. Haferbrei in Schalen füllen, Apfelstücke darüber geben.

4. Mit Zimt bestreuen und Ahornsirup beträufeln.

Nährwerte (pro Portion): Kalorien 250 | Fett 4 g | Kohlenhydrate 48 g | Protein 6 g

14. Buchweizen-Bowl mit Bananen und Nüssen

Zubereitungszeit: 10 Minuten | **Kochzeit:** 15 Minuten | **Portionen:** 2

Schwierigkeiten: Einfach

Zutaten

- 100 g Buchweizen
- 250 ml Wasser
- 1 Banane
- 2 EL gehackte Nüsse (z.B. Walnüsse, Mandeln)
- 1 TL Agavendicksaft

Zubereitung

1. Buchweizen gründlich waschen und in einem Topf mit Wasser zum Kochen bringen. Etwa 15 Minuten köcheln lassen, bis das Wasser absorbiert ist.

2. Banane schälen und in Scheiben schneiden.

3. Gekochten Buchweizen in Schalen füllen, Bananenscheiben und gehackte Nüsse darauf verteilen.

4. Mit Agavendicksaft beträufeln und servieren.

Nährwerte (pro Portion): Kalorien 260 | Fett 7 g | Kohlenhydrate 45 g | Protein 6 g

15. Griechischer Joghurt-Bowl mit Granatapfel und Honig

Zubereitungszeit: 5 Minuten | **Kochzeit:** 0 Minuten | **Portionen:** 2

Schwierigkeiten: Einfach

Zutaten

- 300 g griechischer Joghurt

- 1 Granatapfel

- 1 EL Honig

- 1 EL gehackte Pistazien

- 1 TL Leinsamen

Zubereitung

1. Granatapfel halbieren und die Kerne herauslösen.

2. Joghurt in Schalen füllen, Granatapfelkerne darauf verteilen.

3. Mit Honig beträufeln, gehackte Pistazien und Leinsamen darüber streuen.

Nährwerte (pro Portion): Kalorien 230 | Fett 8 g | Kohlenhydrate 28 g | Protein 12 g

16. Amaranth-Bowl mit Beeren und Mandeln

Zubereitungszeit: 10 Minuten | **Kochzeit:** 20 Minuten | **Portionen:** 2

Schwierigkeiten: Einfach

Zutaten

- 100 g Amaranth

- 250 ml Wasser

- 150 g gemischte Beeren (frisch oder gefroren)

- 1 EL gehackte Mandeln

- 1 TL Agavendicksaft

Zubereitung

1. Amaranth in einem Topf mit Wasser zum Kochen bringen und etwa 20 Minuten köcheln lassen, bis das Wasser absorbiert ist.

2. Gekochten Amaranth in Schalen füllen.

3. Beeren und gehackte Mandeln darauf verteilen.

4. Mit Agavendicksaft beträufeln und servieren.

Nährwerte (pro Portion): Kalorien 270 | Fett 7 g | Kohlenhydrate 42 g | Protein 8 g

17. Kokosjoghurt-Bowl mit Kiwi und Chia-Samen

Zubereitungszeit: 5 Minuten | **Kochzeit:** 0 Minuten | **Portionen:** 2

Schwierigkeiten: Einfach

Zutaten

- 300 g Kokosjoghurt
- 2 Kiwis
- 1 EL Chia-Samen
- 1 EL Kokosraspeln
- 1 TL Agavendicksaft

Zubereitung

1. Kiwis schälen und in Scheiben schneiden.

2. Kokosjoghurt in Schalen füllen, Kiwischeiben darauf verteilen.

3. Mit Chia-Samen, Kokosraspeln und Agavendicksaft garnieren.

Nährwerte (pro Portion): Kalorien 200 | Fett 10 g | Kohlenhydrate 24 g | Protein 3 g

18. Açaí-Bowl mit frischen Früchten und Granola

Zubereitungszeit: 10 Minuten | **Kochzeit:** 0 Minuten | **Portionen:** 2

Schwierigkeiten: Einfach

Zutaten

- 100 g Açaí-Püree (gefroren)
- 1 Banane
- 100 ml Mandelmilch
- 150 g gemischte frische Früchte (z.B. Beeren, Mango)
- 2 EL Granola

Zubereitung

1. Açaí-Püree, Banane und Mandelmilch in einen Mixer geben und zu einer glatten Masse pürieren.

2. In Schalen füllen und mit frischen Früchten und Granola garnieren.

Nährwerte (pro Portion): Kalorien 240 | Fett 8 g | Kohlenhydrate 42 g | Protein 4 g

19. Hirse-Bowl mit Pflaumen und Walnüssen

Zubereitungszeit: 10 Minuten | **Kochzeit:** 15 Minuten | **Portionen:** 2

Schwierigkeiten: Einfach

Zutaten

- 100 g Hirse
- 250 ml Wasser
- 4 getrocknete Pflaumen
- 2 EL gehackte Walnüsse

1 TL Ahornsirup

Zubereitung

1. Hirse in einem Topf mit Wasser zum Kochen bringen und etwa 15 Minuten köcheln lassen, bis das Wasser absorbiert ist.

2. Getrocknete Pflaumen in kleine Stücke schneiden.

3. Gekochte Hirse in Schalen füllen, Pflaumenstücke und gehackte Walnüsse darauf verteilen.

4. Mit Ahornsirup beträufeln und servieren.

Nährwerte (pro Portion): Kalorien 260 | Fett 7 g | Kohlenhydrate 46 g | Protein 5 g

20. Mandel-Quinoa-Bowl mit Blaubeeren und Ahornsirup

Zubereitungszeit: 10 Minuten | **Kochzeit:** 15 Minuten | **Portionen:** 2

Schwierigkeiten: Einfach

Zutaten

- 100 g Quinoa
- 300 ml Mandelmilch

- 100 g Blaubeeren
- 1 EL gehackte Mandeln
- 1 TL Ahornsirup

Zubereitung

1. Quinoa gründlich waschen und in einem Topf mit 200 ml Wasser zum Kochen bringen. Etwa 15 Minuten köcheln lassen, bis das Wasser absorbiert ist.

2. Mandelmilch erhitzen und mit dem gekochten Quinoa vermischen.

3. Blaubeeren und gehackte Mandeln hinzufügen.

4. Mit Ahornsirup süßen und servieren.

Nährwerte (pro Portion): Kalorien 270 | Fett 9 g | Kohlenhydrate 40 g | Protein 8 g

Kapitel 4: Basische Mittagsrezepte

21. Avocado-Gurkensuppe

Zubereitungszeit: 10 Minuten | **Kochzeit:** 0 Minuten | **Portionen:** 2

Schwierigkeiten: Einfach

Zutaten

- 1 Avocado
- 1 Gurke
- 200 ml Kokosmilch
- Saft einer Limette
- 1 Handvoll frische Minzblätter

Zubereitung

1. Avocado halbieren, entkernen und das Fruchtfleisch herauslöffeln.
2. Gurke schälen und in Stücke schneiden.
3. Avocado, Gurke, Kokosmilch und Limettensaft in einen Mixer geben und pürieren, bis eine glatte Konsistenz erreicht ist.
4. Minzblätter fein hacken und unter die Suppe rühren.
5. In Schalen füllen und servieren.

Nährwerte (pro Portion): Kalorien 220 | Fett 18 g | Kohlenhydrate 12 g | Protein 3 g

22. Tomaten-Basilikum-Suppe

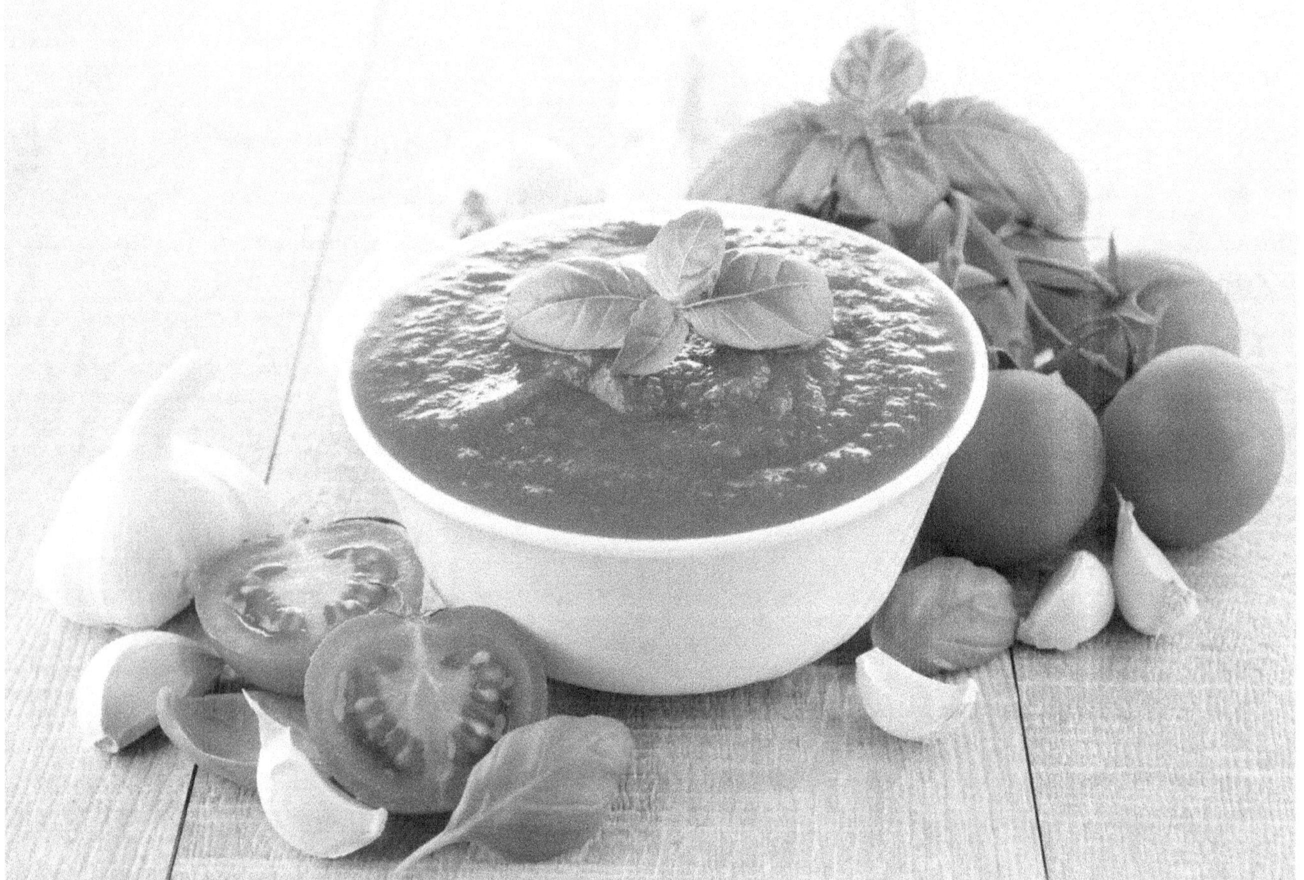

Zubereitungszeit: 10 Minuten | Kochzeit: 15 Minuten | Portionen: 2

Schwierigkeiten: Einfach

Zutaten

- 500 g reife Tomaten
- 1 Zwiebel
- 2 Knoblauchzehen
- 300 ml Gemüsebrühe
- 1 Handvoll frische Basilikumblätter

Zubereitung

1. Tomaten waschen und grob hacken.
2. Zwiebel und Knoblauch schälen und fein hacken.
3. Zwiebel und Knoblauch in einem Topf mit etwas Wasser anbraten, bis sie weich sind.

4. Tomaten und Gemüsebrühe hinzufügen und 15 Minuten köcheln lassen.

5. Basilikumblätter hinzufügen und die Suppe pürieren.

6. In Schalen füllen und servieren.

Nährwerte (pro Portion): Kalorien 120 | Fett 2 g | Kohlenhydrate 24 g | Protein 4 g

23. Karotten-Ingwer-Suppe

Zubereitungszeit: 10 Minuten | **Kochzeit:** 20 Minuten | **Portionen:** 2

Schwierigkeiten: Einfach

Zutaten

- 400 g Karotten
- 1 Zwiebel
- 1 Stück Ingwer (ca. 2 cm)
- 500 ml Gemüsebrühe
- 1 TL Olivenöl

Zubereitung

1. Karotten schälen und in Stücke schneiden.

2. Zwiebel und Ingwer schälen und fein hacken.

3. Olivenöl in einem Topf erhitzen und Zwiebel und Ingwer darin anbraten.

4. Karotten und Gemüsebrühe hinzufügen und 20 Minuten köcheln lassen.

5. Die Suppe pürieren und in Schalen füllen.

Nährwerte (pro Portion): Kalorien 150 | Fett 4 g | Kohlenhydrate 28 g | Protein 2 g

24. Zucchini-Basilikum-Suppe

Zubereitungszeit: 10 Minuten | **Kochzeit:** 15 Minuten | **Portionen:** 2

Schwierigkeiten: Einfach

Zutaten

- 2 Zucchini
- 1 Zwiebel
- 300 ml Gemüsebrühe

- 1 Handvoll frische Basilikumblätter

- Saft einer halben Zitrone

Zubereitung

1. Zucchini waschen und in Stücke schneiden.

2. Zwiebel schälen und fein hacken.

3. Zwiebel in einem Topf mit etwas Wasser anbraten, bis sie weich ist.

4. Zucchini und Gemüsebrühe hinzufügen und 15 Minuten köcheln lassen.

5. Basilikumblätter und Zitronensaft hinzufügen und die Suppe pürieren.

6. In Schalen füllen und servieren.

Nährwerte (pro Portion): Kalorien 100 | Fett 2 g | Kohlenhydrate 18 g | Protein 3 g

25. Rote-Bete-Suppe

Zubereitungszeit: 10 Minuten | **Kochzeit:** 30 Minuten | **Portionen:** 2

Schwierigkeiten: Einfach

Zutaten

- 2 mittelgroße Rote Bete

- 1 Zwiebel

- 500 ml Gemüsebrühe

- Saft einer Orange

- 1 TL Olivenöl

Zubereitung

1. Rote Bete schälen und in Stücke schneiden.

2. Zwiebel schälen und fein hacken.

3. Olivenöl in einem Topf erhitzen und Zwiebel darin anbraten.

4. Rote Bete und Gemüsebrühe hinzufügen und 30 Minuten köcheln lassen.

5. Orangensaft hinzufügen und die Suppe pürieren.

6. In Schalen füllen und servieren.

Nährwerte (pro Portion): Kalorien 180 | Fett 4 g | Kohlenhydrate 35 g | Protein 3 g

26. Spinatsalat mit Erdbeeren und Walnüssen

Zubereitungszeit: 10 Minuten | **Kochzeit:** 0 Minuten | **Portionen:** 2

Schwierigkeiten: Einfach

Zutaten

- 100 g frischer Spinat
- 150 g Erdbeeren
- 1 Handvoll Walnüsse
- 2 EL Balsamico-Essig
- 1 EL Olivenöl

Zubereitung

1. Spinat waschen und abtropfen lassen.
2. Erdbeeren waschen, entstielen und in Scheiben schneiden.
3. Walnüsse grob hacken.
4. Spinat, Erdbeeren und Walnüsse in einer Schüssel mischen.
5. Balsamico-Essig und Olivenöl darüber geben und gut vermengen.

Nährwerte (pro Portion): Kalorien 170 | Fett 12 g | Kohlenhydrate 12 g | Protein 4 g

27. Quinoa-Salat mit Avocado und Mango

Zubereitungszeit: 10 Minuten | **Kochzeit:** 15 Minuten | **Portionen:** 2

Schwierigkeiten: Einfach

Zutaten

- 100 g Quinoa
- 1 Avocado
- 1 Mango
- Saft einer Limette
- 1 Handvoll Koriander

Zubereitung

1. Quinoa gründlich waschen und in einem Topf mit 200 ml Wasser zum Kochen bringen. Etwa 15 Minuten köcheln lassen, bis das Wasser absorbiert ist. Abkühlen lassen.

2. Avocado und Mango schälen und in Würfel schneiden.

3. Koriander fein hacken.

4. Quinoa, Avocado, Mango und Koriander in einer Schüssel mischen.

5. Limettensaft darüber geben und gut vermengen.

Nährwerte (pro Portion): Kalorien 280 | Fett 15 g | Kohlenhydrate 32 g | Protein 6 g

28. Grünkohl-Salat mit Orangen und Mandeln

Zubereitungszeit: 10 Minuten | **Kochzeit:** 0 Minuten | **Portionen:** 2

Schwierigkeiten: Einfach

Zutaten

- 100 g frischer Grünkohl
- 1 Orange
- 1 Handvoll Mandeln
- Saft einer halben Zitrone
- 1 EL Olivenöl

Zubereitung

1. Grünkohl waschen und in kleine Stücke schneiden.

2. Orange schälen und in Stücke schneiden.

3. Mandeln grob hacken.

4. Grünkohl, Orange und Mandeln in einer Schüssel mischen.

5. Zitronensaft und Olivenöl darüber geben und gut vermengen.

Nährwerte (pro Portion): Kalorien 190 | Fett 11 g | Kohlenhydrate 20 g | Protein 5 g

29. Fenchel-Radieschen-Salat

Zubereitungszeit: 10 Minuten | **Kochzeit:** 0 Minuten | **Portionen:** 2

Schwierigkeiten: Einfach

Zutaten

- 1 Fenchelknolle
- 1 Bund Radieschen
- Saft einer Zitrone
- 1 EL Olivenöl
- 1 TL Honig

Zubereitung

1. Fenchel waschen, halbieren und in dünne Scheiben schneiden.
2. Radieschen waschen und in Scheiben schneiden.
3. Fenchel und Radieschen in einer Schüssel mischen.
4. Zitronensaft, Olivenöl und Honig zu einem Dressing verrühren und über den Salat geben. Gut vermengen.

Nährwerte (pro Portion): Kalorien 110 | Fett 5 g | Kohlenhydrate 15 g | Protein 2 g

30. Rucola-Salat mit Birnen und Walnüssen

Zubereitungszeit: 10 Minuten | **Kochzeit:** 0 Minuten | **Portionen:** 2

Schwierigkeiten: Einfach

Zutaten

- 100 g Rucola
- 1 reife Birne
- 1 Handvoll Walnüsse
- 2 EL Balsamico-Essig
- 1 EL Olivenöl

Zubereitung

1. Rucola waschen und abtropfen lassen.

2. Birne waschen, entkernen und in Scheiben schneiden.

3. Walnüsse grob hacken.

4. Rucola, Birnenscheiben und Walnüsse in einer Schüssel mischen.

5. Balsamico-Essig und Olivenöl darüber geben und gut vermengen.

Nährwerte (pro Portion): Kalorien 180 | Fett 12 g | Kohlenhydrate 14 g | Protein 3 g

Sättigende Hauptgerichte

31. Quinoa-Gemüsepfanne

Zubereitungszeit: 15 Minuten | **Kochzeit:** 20 Minuten | **Portionen:** 2

Schwierigkeiten: Einfach

Zutaten

- 150 g Quinoa
- 1 rote Paprika
- 1 Zucchini
- 1 Zwiebel
- 2 EL Olivenöl

Zubereitung

1. Quinoa gründlich waschen und in einem Topf mit 300 ml Wasser zum Kochen bringen. Etwa 15 Minuten köcheln lassen, bis das Wasser absorbiert ist.

2. Paprika, Zucchini und Zwiebel in kleine Stücke schneiden.

3. Olivenöl in einer Pfanne erhitzen und das Gemüse darin anbraten, bis es weich ist.

4. Gekochten Quinoa zum Gemüse hinzufügen und gut vermengen. Mit Salz und Pfeffer abschmecken.

Nährwerte (pro Portion): Kalorien 350 | Fett 15 g | Kohlenhydrate 45 g | Protein 10 g

32. Blumenkohl-Curry

Zubereitungszeit: 15 Minuten | **Kochzeit:** 25 Minuten | **Portionen:** 2

Schwierigkeiten: Einfach

Zutaten

- 1 Blumenkohl
- 1 Dose Kokosmilch (400 ml)
- 1 Zwiebel
- 2 EL gelbe Currypaste
- 1 EL Kokosöl

Zubereitung

1. Blumenkohl in Röschen teilen und waschen.
2. Zwiebel schälen und fein hacken.
3. Kokosöl in einem Topf erhitzen und die Zwiebel darin anbraten.
4. Blumenkohl und Currypaste hinzufügen und kurz mitbraten.
5. Kokosmilch hinzufügen und 20 Minuten köcheln lassen, bis der Blumenkohl weich ist.

Nährwerte (pro Portion): Kalorien 400 | Fett 30 g | Kohlenhydrate 28 g | Protein 7 g

33. Gefüllte Paprika mit Linsen

Zubereitungszeit: 20 Minuten | **Kochzeit:** 30 Minuten | **Portionen:** 2

Schwierigkeiten: Einfach

Zutaten

- 2 große Paprika
- 150 g rote Linsen
- 1 Zwiebel
- 2 EL Olivenöl
- 1 TL Kreuzkümmel

Zubereitung

1. Paprika halbieren und entkernen.

2. Linsen nach Packungsanweisung kochen und abtropfen lassen.

3. Zwiebel fein hacken und in Olivenöl anbraten.

4. Gekochte Linsen und Kreuzkümmel zur Zwiebel geben und gut vermengen.

5. Paprikahälften mit der Linsenmasse füllen und in einer Auflaufform im vorgeheizten Ofen bei 180°C 30 Minuten backen.

Nährwerte (pro Portion): Kalorien 320 | Fett 14 g | Kohlenhydrate 40 g | Protein 12 g

34. Süßkartoffel-Chili

Zubereitungszeit: 15 Minuten | **Kochzeit:** 30 Minuten | **Portionen:** 2

Schwierigkeiten: Einfach

Zutaten

- 1 große Süßkartoffel
- 1 Dose schwarze Bohnen (400 g)
- 1 Dose gehackte Tomaten (400 g)
- 1 Zwiebel
- 2 EL Olivenöl

Zubereitung

1. Süßkartoffel schälen und in Würfel schneiden.

2. Zwiebel fein hacken und in Olivenöl anbraten.

3. Süßkartoffelwürfel hinzufügen und kurz mitbraten.

4. Bohnen und Tomaten hinzufügen und 25 Minuten köcheln lassen, bis die Süßkartoffel weich ist.

Nährwerte (pro Portion): Kalorien 350 | Fett 10 g | Kohlenhydrate 60 g | Protein 12 g

35. Kichererbsen-Bowl mit Spinat und Tahini

Zubereitungszeit: 10 Minuten | **Kochzeit:** 10 Minuten | **Portionen:** 2

Schwierigkeiten: Einfach

Zutaten

- 1 Dose Kichererbsen (400 g)

- 100 g frischer Spinat

- 2 EL Tahini

- Saft einer Zitrone

- 1 TL Kreuzkümmel

Zubereitung

1. Kichererbsen abspülen und abtropfen lassen.

2. Spinat waschen und abtropfen lassen.

3. Kichererbsen und Spinat in einer Pfanne mit etwas Wasser erhitzen.

4. Tahini, Zitronensaft und Kreuzkümmel hinzufügen und gut vermengen.

5. In Schalen füllen und servieren.

Nährwerte (pro Portion): Kalorien 300 | Fett 14 g | Kohlenhydrate 32 g | Protein 12 g

36. Zucchini-Nudeln mit Avocado-Pesto

Zubereitungszeit: 10 Minuten | **Kochzeit:** 5 Minuten | **Portionen:** 2

Schwierigkeiten: Einfach

Zutaten

- 2 Zucchini

- 1 reife Avocado

- 1 Handvoll Basilikum

- Saft einer Limette

- 2 EL Olivenöl

Zubereitung

1. Zucchini mit einem Spiralschneider zu Nudeln verarbeiten.

2. Avocado, Basilikum, Limettensaft und Olivenöl in einen Mixer geben und zu einem glatten Pesto pürieren.

3. Zucchini-Nudeln kurz in einer Pfanne erhitzen und mit dem Avocado-Pesto vermengen.

4. In Schalen füllen und servieren.

Nährwerte (pro Portion): Kalorien 250 | Fett 18 g | Kohlenhydrate 16 g | Protein 4 g

37. Gebackene Auberginen mit Tomatensauce

Zubereitungszeit: 15 Minuten | **Kochzeit:** 30 Minuten | **Portionen:** 2

Schwierigkeiten: Einfach

Zutaten

- 1 große Aubergine
- 1 Dose gehackte Tomaten (400 g)
- 1 Zwiebel
- 2 EL Olivenöl
- 1 TL Oregano

Zubereitung

1. Aubergine in Scheiben schneiden und auf ein Backblech legen.
2. Zwiebel fein hacken und in Olivenöl anbraten.
3. Gehackte Tomaten und Oregano hinzufügen und 10 Minuten köcheln lassen.
4. Auberginenscheiben mit der Tomatensauce bedecken und im vorgeheizten Ofen bei 180°C 30 Minuten backen.

Nährwerte (pro Portion): Kalorien 220 | Fett 12 g | Kohlenhydrate 24 g | Protein 4 g

38. Rote-Bete-Quinoa-Burger

Zubereitungszeit: 20 Minuten | **Kochzeit:** 15 Minuten | **Portionen:** 2

Schwierigkeiten: Einfach

Zutaten

- 150 g gekochte Quinoa
- 1 kleine Rote Bete
- 1 Zwiebel
- 2 EL Haferflocken
- 1 EL Olivenöl

Zubereitung

1. Rote Bete schälen und fein reiben.

2. Zwiebel fein hacken.

3. Quinoa, Rote Bete, Zwiebel und Haferflocken in einer Schüssel vermengen und zu Burger-Patties formen.

4. Olivenöl in einer Pfanne erhitzen und die Patties darin von beiden Seiten goldbraun braten.

Nährwerte (pro Portion): Kalorien 300 | Fett 10 g | Kohlenhydrate 42 g | Protein 8 g

39. Tempeh-Gemüse-Stir-Fry

Zubereitungszeit: 15 Minuten | **Kochzeit:** 10 Minuten | **Portionen:** 2

Schwierigkeiten: Einfach

Zutaten

- 200 g Tempeh
- 1 rote Paprika
- 1 Brokkoli
- 2 EL Sojasauce
- 1 EL Sesamöl

Zubereitung

1. Tempeh in Würfel schneiden.

2. Paprika in Streifen schneiden und Brokkoli in Röschen teilen.

3. Sesamöl in einer Pfanne erhitzen und Tempeh darin anbraten.

4. Gemüse hinzufügen und kurz mitbraten.

5. Sojasauce darüber geben und gut vermengen.

Nährwerte (pro Portion): Kalorien 350 | Fett 20 g | Kohlenhydrate 24 g | Protein 20 g

40. Gegrillte Portobello-Pilze

Zubereitungszeit: 10 Minuten | **Kochzeit:** 15 Minuten | **Portionen:** 2

Schwierigkeiten: Einfach

Zutaten

- 4 große Portobello-Pilze
- 2 EL Balsamico-Essig

- 2 EL Olivenöl
- 1 Knoblauchzehe

1 TL Thymian

Zubereitung

1. Pilze säubern und Stiele entfernen.
2. Knoblauch fein hacken und mit Balsamico-Essig, Olivenöl und Thymian zu einer Marinade vermischen.
3. Pilze mit der Marinade bestreichen und 10 Minuten ziehen lassen.
4. Pilze im vorgeheizten Ofen bei 200°C 15 Minuten grillen.

Nährwerte (pro Portion): Kalorien 180 | Fett 14 g | Kohlenhydrate 8 g | Protein 4 g

41. Bohnen-Linsen-Eintopf

Zubereitungszeit: 15 Minuten | **Kochzeit:** 30 Minuten | **Portionen:** 2

Schwierigkeiten: Einfach

Zutaten

- 1 Dose weiße Bohnen (400 g)
- 100 g rote Linsen
- 1 Zwiebel
- 400 ml Gemüsebrühe
- 2 EL Olivenöl

Zubereitung

1. Zwiebel schälen und fein hacken.
2. Olivenöl in einem Topf erhitzen und die Zwiebel darin anbraten.
3. Linsen hinzufügen und kurz mitbraten.
4. Gemüsebrühe und abgetropfte Bohnen hinzufügen und 30 Minuten köcheln lassen, bis die Linsen weich sind.

Nährwerte (pro Portion): Kalorien 350 | Fett 12 g | Kohlenhydrate 50 g | Protein 14 g

42. Spargel-Risotto mit Zitronen

Zubereitungszeit: 15 Minuten | **Kochzeit:** 25 Minuten | **Portionen:** 2

Schwierigkeiten: Einfach

Zutaten

- 200 g grüner Spargel
- 150 g Arborio-Reis
- 1 Zwiebel
- 500 ml Gemüsebrühe
- Saft einer Zitrone

Zubereitung

1. Spargel waschen und in Stücke schneiden.
2. Zwiebel schälen und fein hacken.
3. Zwiebel in einem Topf mit etwas Wasser anbraten, bis sie weich ist.
4. Reis hinzufügen und kurz mitbraten.
5. Nach und nach Gemüsebrühe hinzufügen und unter ständigem Rühren köcheln lassen, bis der Reis cremig ist.
6. Spargelstücke und Zitronensaft hinzufügen und weitere 5 Minuten köcheln lassen.

Nährwerte (pro Portion): Kalorien 350 | Fett 4 g | Kohlenhydrate 68 g | Protein 8 g

43. Geröstete Gemüseplatte

Zubereitungszeit: 10 Minuten | **Kochzeit:** 30 Minuten | **Portionen:** 2

Schwierigkeiten: Einfach

Zutaten

- 1 rote Paprika
- 1 Zucchini
- 1 Aubergine
- 2 EL Olivenöl
- 1 TL Rosmarin

Zubereitung

1. Paprika, Zucchini und Aubergine in Stücke schneiden.

2. Gemüse in einer Schüssel mit Olivenöl und Rosmarin vermengen.

3. Auf ein Backblech legen und im vorgeheizten Ofen bei 200°C 30 Minuten rösten.

Nährwerte (pro Portion): Kalorien 250 | Fett 14 g | Kohlenhydrate 26 g | Protein 4 g

44. Tofu-Gemüse-Kebabs

Zubereitungszeit: 15 Minuten | **Kochzeit:** 15 Minuten | **Portionen:** 2

Schwierigkeiten: Einfach

Zutaten

- 200 g Tofu
- 1 rote Paprika
- 1 Zucchini
- 2 EL Sojasauce
- 1 EL Olivenöl

Zubereitung

1. Tofu in Würfel schneiden und in Sojasauce marinieren.

2. Paprika und Zucchini in Stücke schneiden.

3. Tofu und Gemüse abwechselnd auf Spieße stecken.

4. Olivenöl in einer Pfanne erhitzen und die Spieße darin von allen Seiten anbraten.

Nährwerte (pro Portion): Kalorien 300 | Fett 18 g | Kohlenhydrate 12 g | Protein 20 g

45. Spinat-Kichererbsen-Curry

Zubereitungszeit: 10 Minuten | **Kochzeit:** 20 Minuten | **Portionen:** 2

Schwierigkeiten: Einfach

Zutaten

- 200 g frischer Spinat
- 1 Dose Kichererbsen (400 g)

- 1 Zwiebel

- 200 ml Kokosmilch

- 2 EL gelbe Currypaste

Zubereitung

1. Zwiebel schälen und fein hacken.

2. Zwiebel in einem Topf mit etwas Wasser anbraten, bis sie weich ist.

3. Currypaste hinzufügen und kurz mitbraten.

4. Kokosmilch und abgetropfte Kichererbsen hinzufügen und 10 Minuten köcheln lassen.

5. Spinat hinzufügen und weitere 5 Minuten köcheln lassen, bis der Spinat zusammengefallen ist.

Nährwerte (pro Portion): Kalorien 350 | Fett 18 g | Kohlenhydrate 36 g | Protein 10 g

Kapitel 5: Basische Abendessenrezepte

Schnelle und einfache Abendgerichte

46. Gemüsesuppe mit Kokosmilch

Zubereitungszeit: 10 Minuten | **Kochzeit:** 20 Minuten | **Portionen:** 2

Schwierigkeiten: Einfach

Zutaten

- 1 Zucchini
- 2 Karotten
- 1 rote Paprika
- 400 ml Kokosmilch
- 500 ml Gemüsebrühe

Zubereitung

1. Zucchini, Karotten und Paprika in kleine Stücke schneiden.
2. Gemüsebrühe in einem Topf zum Kochen bringen, das Gemüse hinzufügen und 15 Minuten köcheln lassen.
3. Kokosmilch hinzufügen und weitere 5 Minuten köcheln lassen.
4. Mit Salz und Pfeffer abschmecken und servieren.

Nährwerte (pro Portion): Kalorien 220 | Fett 15 g | Kohlenhydrate 18 g | Protein 3 g

47. Gebratener Tempeh mit Gemüse

Zubereitungszeit: 10 Minuten | **Kochzeit:** 10 Minuten | **Portionen:** 2

Schwierigkeiten: Einfach

Zutaten

- 200 g Tempeh
- 1 rote Paprika
- 1 Zucchini

- 2 EL Sojasauce
- 1 EL Sesamöl

Zubereitung

1. Tempeh in Würfel schneiden.
2. Paprika und Zucchini in Streifen schneiden.
3. Sesamöl in einer Pfanne erhitzen und den Tempeh darin anbraten.
4. Gemüse hinzufügen und kurz mitbraten.
5. Sojasauce darüber geben und gut vermengen.

Nährwerte (pro Portion): Kalorien 250 | Fett 16 g | Kohlenhydrate 10 g | Protein 18 g

48. Blumenkohlreis mit Avocado

Zubereitungszeit: 10 Minuten | **Kochzeit:** 10 Minuten | **Portionen:** 2

Schwierigkeiten: Einfach

Zutaten

- 1 kleiner Blumenkohl
- 1 Avocado
- 1 EL Olivenöl
- Saft einer Limette
- 1 Handvoll Koriander

Zubereitung

1. Blumenkohl in Röschen teilen und in einem Mixer zu "Reis" verarbeiten.
2. Olivenöl in einer Pfanne erhitzen und den Blumenkohlreis darin anbraten.
3. Avocado würfeln und mit Limettensaft beträufeln.
4. Blumenkohlreis in Schalen füllen, Avocadowürfel und Koriander darauf verteilen.

Nährwerte (pro Portion): Kalorien 200 | Fett 15 g | Kohlenhydrate 12 g | Protein 4 g

49. Bohnen-Tacos mit Guacamole

Zubereitungszeit: 15 Minuten | **Kochzeit:** 10 Minuten | **Portionen:** 2

Schwierigkeiten: Einfach

Zutaten

- 1 Dose schwarze Bohnen (400 g)
- 1 Avocado
- 1 Limette
- 1 Tomate
- 4 Maistortillas

Zubereitung

1. Bohnen abspülen und abtropfen lassen, in einem Topf erhitzen.
2. Avocado, Limettensaft und gewürfelte Tomate zu einer Guacamole vermengen.
3. Bohnen auf die Maistortillas verteilen und mit Guacamole toppen.

Nährwerte (pro Portion): Kalorien 300 | Fett 15 g | Kohlenhydrate 40 g | Protein 10 g

50. Ofengemüse mit Hummus

Zubereitungszeit: 10 Minuten | **Kochzeit:** 30 Minuten | **Portionen:** 2

Schwierigkeiten: Einfach

Zutaten

- 1 Süßkartoffel
- 1 rote Paprika
- 1 Zucchini
- 2 EL Olivenöl
- 100 g Hummus

Zubereitung

1. Süßkartoffel, Paprika und Zucchini in Stücke schneiden.
2. Gemüse mit Olivenöl vermengen und auf ein Backblech legen.
3. Im vorgeheizten Ofen bei 200°C 30 Minuten rösten.

4. Mit Hummus servieren.

Nährwerte (pro Portion): Kalorien 350 | Fett 18 g | Kohlenhydrate 42 g | Protein 6 g

51. Rote-Linsen-Suppe

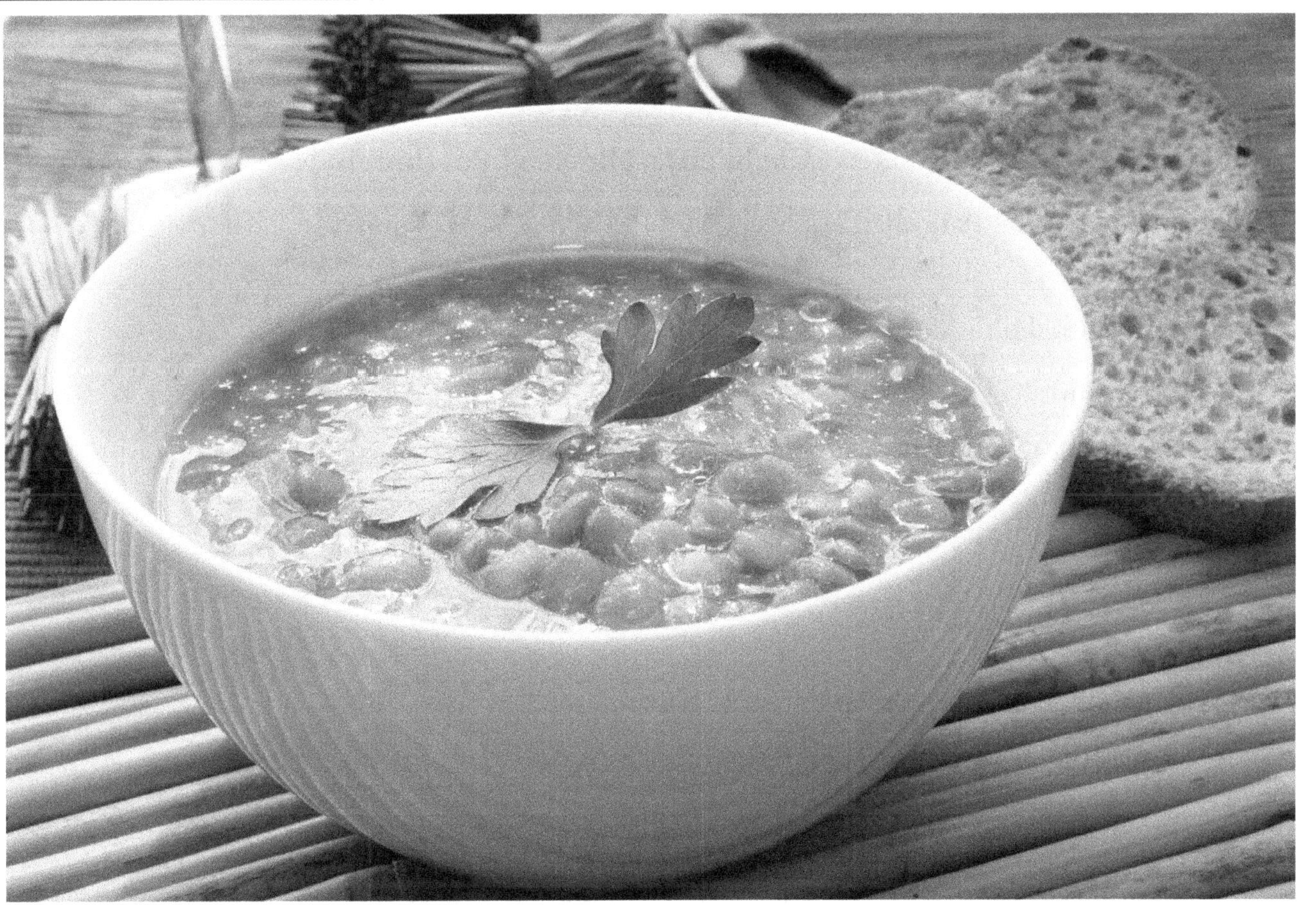

Zubereitungszeit: 10 Minuten | Kochzeit: 20 Minuten | Portionen: 2

Schwierigkeiten: Einfach

Zutaten

- 150 g rote Linsen
- 1 Zwiebel
- 1 Karotte
- 1 TL Kreuzkümmel
- 1 L Gemüsebrühe

Zubereitung

1. Zwiebel und Karotte fein hacken.

2. In einem Topf die Zwiebel und Karotte in etwas Wasser anbraten.

3. Linsen und Kreuzkümmel hinzufügen und kurz mitbraten.

4. Gemüsebrühe hinzufügen und 20 Minuten köcheln lassen.

Nährwerte (pro Portion): Kalorien 300 | Fett 2 g | Kohlenhydrate 48 g | Protein 18 g

52. Brokkoli-Salat mit Mandeln

Zubereitungszeit: 10 Minuten | **Kochzeit:** 5 Minuten | **Portionen:** 2

Schwierigkeiten: Einfach

Zutaten

- 200 g Brokkoli

- 1 rote Paprika

- 2 EL gehackte Mandeln

- Saft einer Zitrone

- 1 EL Olivenöl

Zubereitung

1. Brokkoli in Röschen teilen und kurz blanchieren.

2. Paprika in Streifen schneiden.

3. Brokkoli, Paprika und Mandeln in einer Schüssel vermengen.

4. Zitronensaft und Olivenöl darüber geben und gut vermengen.

Nährwerte (pro Portion): Kalorien 180 | Fett 12 g | Kohlenhydrate 14 g | Protein 6 g

53. Spaghetti aus Zucchini mit Tomatensauce

Zubereitungszeit: 10 Minuten | **Kochzeit:** 10 Minuten | **Portionen:** 2

Schwierigkeiten: Einfach

Zutaten

- 2 Zucchini

- 1 Dose gehackte Tomaten (400 g)

- 1 Knoblauchzehe

- 1 EL Olivenöl

- 1 TL Oregano

Zubereitung

1. Zucchini mit einem Spiralschneider zu Spaghetti verarbeiten.

2. Olivenöl in einem Topf erhitzen und den fein gehackten Knoblauch darin anbraten.

3. Gehackte Tomaten und Oregano hinzufügen und 10 Minuten köcheln lassen.

4. Zucchini-Spaghetti kurz in einer Pfanne erhitzen und mit der Tomatensauce vermengen.

Nährwerte (pro Portion): Kalorien 150 | Fett 8 g | Kohlenhydrate 16 g | Protein 3 g

54. Karotten-Nudeln mit Erdnuss-Sauce

Zubereitungszeit: 10 Minuten | **Kochzeit:** 5 Minuten | **Portionen:** 2

Schwierigkeiten: Einfach

Zutaten

- 4 Karotten

- 2 EL Erdnussbutter

- Saft einer Limette

- 1 EL Sojasauce

- 1 TL Ahornsirup

Zubereitung

1. Karotten mit einem Spiralschneider zu Nudeln verarbeiten.

2. Erdnussbutter, Limettensaft, Sojasauce und Ahornsirup zu einer glatten Sauce verrühren.

3. Karottennudeln kurz in einer Pfanne erhitzen und mit der Erdnuss-Sauce vermengen.

Nährwerte (pro Portion): Kalorien 200 | Fett 10 g | Kohlenhydrate 24 g | Protein 5 g

55. Bohnen-Eintopf mit Paprika

Zubereitungszeit: 10 Minuten | **Kochzeit:** 25 Minuten | **Portionen:** 2

Schwierigkeiten: Einfach

Zutaten

- 1 Dose weiße Bohnen (400 g)

- 1 rote Paprika

- 1 Zwiebel

- 400 ml Gemüsebrühe

- 1 EL Olivenöl

Zubereitung

1. Zwiebel und Paprika fein hacken.

2. Olivenöl in einem Topf erhitzen und die Zwiebel darin anbraten.

3. Paprika hinzufügen und kurz mitbraten.

4. Abgetropfte Bohnen und Gemüsebrühe hinzufügen und 20 Minuten köcheln lassen.

Nährwerte (pro Portion): Kalorien 250 | Fett 8 g | Kohlenhydrate 36 g | Protein 10 g

56. Mangold-Pfanne mit Quinoa

Zubereitungszeit: 10 Minuten | **Kochzeit:** 20 Minuten | **Portionen:** 2

Schwierigkeiten: Einfach

Zutaten

- 200 g Mangold

- 100 g Quinoa

- 1 Zwiebel

- 2 EL Olivenöl

- 1 TL Zitronensaft

Zubereitung

1. Quinoa gründlich waschen und in einem Topf mit 200 ml Wasser zum Kochen bringen. Etwa 15 Minuten köcheln lassen, bis das Wasser absorbiert ist.

2. Mangold waschen und in Streifen schneiden. Zwiebel fein hacken.

3. Olivenöl in einer Pfanne erhitzen und die Zwiebel darin anbraten.

4. Mangold hinzufügen und 5 Minuten mitbraten.

5. Gekochten Quinoa und Zitronensaft hinzufügen und gut vermengen.

Nährwerte (pro Portion): Kalorien 280 | Fett 14 g | Kohlenhydrate 30 g | Protein 8 g

57. Gebratene Zucchini mit Knoblauch

Zubereitungszeit: 5 Minuten | **Kochzeit:** 10 Minuten | **Portionen:** 2

Schwierigkeiten: Einfach

Zutaten

- 2 Zucchini
- 2 Knoblauchzehen
- 2 EL Olivenöl
- 1 TL Zitronensaft
- Eine Prise Salz und Pfeffer

Zubereitung

1. Zucchini in Scheiben schneiden.
2. Knoblauch fein hacken.
3. Olivenöl in einer Pfanne erhitzen und den Knoblauch darin anbraten.
4. Zucchinischeiben hinzufügen und von beiden Seiten goldbraun braten.
5. Mit Zitronensaft, Salz und Pfeffer abschmecken.

Nährwerte (pro Portion): Kalorien 150 | Fett 12 g | Kohlenhydrate 8 g | Protein 2 g

58. Pilzpfanne mit Kräutern

Zubereitungszeit: 5 Minuten | **Kochzeit:** 15 Minuten | **Portionen:** 2

Schwierigkeiten: Einfach

Zutaten

- 200 g Champignons
- 1 Zwiebel
- 2 EL Olivenöl
- 1 TL Thymian
- 1 TL Rosmarin

Zubereitung

1. Champignons in Scheiben schneiden. Zwiebel fein hacken.

2. Olivenöl in einer Pfanne erhitzen und die Zwiebel darin anbraten.

3. Champignons hinzufügen und 10 Minuten braten.

4. Thymian und Rosmarin hinzufügen und gut vermengen.

Nährwerte (pro Portion): Kalorien 180 | Fett 14 g | Kohlenhydrate 8 g | Protein 4 g

59. Gegrilltes Gemüse-Sandwich

Zubereitungszeit: 10 Minuten | **Kochzeit:** 10 Minuten | **Portionen:** 2

Schwierigkeiten: Einfach

Zutaten

- 1 Aubergine
- 1 rote Paprika
- 1 Zucchini
- 4 Scheiben Vollkornbrot
- 2 EL Hummus

Zubereitung

1. Aubergine, Paprika und Zucchini in Scheiben schneiden.

2. Gemüse in einer Grillpfanne oder auf einem Grill von beiden Seiten grillen, bis es weich ist.

3. Hummus auf die Vollkornbrotscheiben streichen.

4. Gegrilltes Gemüse auf zwei Brotscheiben verteilen und mit den anderen Brotscheiben belegen.

Nährwerte (pro Portion): Kalorien 250 | Fett 8 g | Kohlenhydrate 36 g | Protein 8 g

60. Kürbis-Suppe mit Ingwer

Zubereitungszeit: 10 Minuten | **Kochzeit:** 20 Minuten | **Portionen:** 2

Schwierigkeiten: Einfach

Zutaten

- 400 g Kürbis (z.B. Hokkaido)
- 1 Zwiebel
- 1 Stück Ingwer (ca. 2 cm)

- 500 ml Gemüsebrühe
- 2 EL Olivenöl

Zubereitung

1. Kürbis in Würfel schneiden. Zwiebel und Ingwer fein hacken.
2. Olivenöl in einem Topf erhitzen und Zwiebel und Ingwer darin anbraten.
3. Kürbiswürfel hinzufügen und kurz mitbraten.
4. Gemüsebrühe hinzufügen und 20 Minuten köcheln lassen, bis der Kürbis weich ist.
5. Suppe pürieren und servieren.

Nährwerte (pro Portion): Kalorien 250 | Fett 12 g | Kohlenhydrate 30 g | Protein 4 g

Gerichte für besondere Anlässe

61. Gefüllte Champignons mit Cashew-Creme

Zubereitungszeit: 15 Minuten | **Kochzeit:** 15 Minuten | **Portionen:** 2

Schwierigkeiten: Mittel

Zutaten

- 8 große Champignons
- 100 g Cashewkerne (über Nacht eingeweicht)
- 1 Knoblauchzehe
- 1 EL Zitronensaft
- 1 Handvoll frische Petersilie

Zubereitung

1. Champignons putzen und Stiele entfernen.
2. Cashewkerne, Knoblauch, Zitronensaft und etwas Wasser in einen Mixer geben und zu einer glatten Creme pürieren.
3. Petersilie fein hacken und unter die Cashew-Creme mischen.
4. Champignons mit der Cashew-Creme füllen und im vorgeheizten Ofen bei 180°C 15 Minuten backen.

Nährwerte (pro Portion): Kalorien 220 | Fett 15 g | Kohlenhydrate 12 g | Protein 8 g

62. Blumenkohl-Steaks mit Chimichurri

Zubereitungszeit: 15 Minuten | **Kochzeit:** 25 Minuten | **Portionen:** 2

Schwierigkeiten: Mittel

Zutaten

- 1 Blumenkohl
- 2 EL Olivenöl
- 1 Handvoll frische Petersilie
- 1 Knoblauchzehe
- 1 EL Rotweinessig

Zubereitung

1. Blumenkohl in 2 cm dicke Scheiben schneiden.
2. Blumenkohlsteaks mit Olivenöl bestreichen und im vorgeheizten Ofen bei 200°C 25 Minuten backen.
3. Petersilie und Knoblauch fein hacken und mit Rotweinessig und 2 EL Olivenöl vermengen.
4. Die gebackenen Blumenkohl-Steaks mit Chimichurri servieren.

Nährwerte (pro Portion): Kalorien 180 | Fett 14 g | Kohlenhydrate 10 g | Protein 4 g

63. Gebratene Artischocken mit Zitronen-Dip

Zubereitungszeit: 15 Minuten | **Kochzeit:** 20 Minuten | **Portionen:** 2

Schwierigkeiten: Mittel

Zutaten

- 4 frische Artischocken
- 2 EL Olivenöl
- 1 Zitrone
- 2 EL vegane Mayonnaise
- 1 Knoblauchzehe

Zubereitung

1. Artischocken putzen und die äußeren Blätter entfernen.

2. Artischockenherzen in Scheiben schneiden und in Olivenöl anbraten, bis sie goldbraun sind.

3. Für den Dip vegane Mayonnaise, Zitronensaft und fein gehackten Knoblauch vermengen.

4. Gebratene Artischocken mit dem Zitronen-Dip servieren.

Nährwerte (pro Portion): Kalorien 220 | Fett 18 g | Kohlenhydrate 12 g | Protein 3 g

64. Spargel mit Hollandaise aus Cashew

Zubereitungszeit: 10 Minuten | **Kochzeit:** 10 Minuten | **Portionen:** 2

Schwierigkeiten: Mittel

Zutaten

- 500 g grüner Spargel
- 100 g Cashewkerne (über Nacht eingeweicht)
- 1 EL Zitronensaft
- 1 TL Senf
- 2 EL Olivenöl

Zubereitung

1. Spargel waschen und die Enden abschneiden. In kochendem Wasser 5-7 Minuten garen.

2. Cashewkerne, Zitronensaft, Senf und Olivenöl in einen Mixer geben und zu einer glatten Sauce pürieren.

3. Spargel auf Teller verteilen und mit der Cashew-Hollandaise servieren.

Nährwerte (pro Portion): Kalorien 300 | Fett 20 g | Kohlenhydrate 20 g | Protein 10 g

65. Gebackene Süßkartoffeln mit Kräuterfüllung

Zubereitungszeit: 10 Minuten | **Kochzeit:** 45 Minuten | **Portionen:** 2

Schwierigkeiten: Einfach

Zutaten

- 2 Süßkartoffeln
- 1 Handvoll frische Petersilie
- 2 EL Olivenöl

- 1 Knoblauchzehe

- 1 TL Zitronensaft

Zubereitung

1. Süßkartoffeln waschen und im vorgeheizten Ofen bei 200°C 45 Minuten backen.

2. Petersilie und Knoblauch fein hacken.

3. Olivenöl, Zitronensaft, Petersilie und Knoblauch zu einer Kräuterfüllung vermengen.

4. Gebackene Süßkartoffeln halbieren und mit der Kräuterfüllung servieren.

Nährwerte (pro Portion): Kalorien 300 | Fett 14 g | Kohlenhydrate 42 g | Protein 4 g

66. Marinierte Tofu-Steaks

Zubereitungszeit: 10 Minuten | **Kochzeit:** 10 Minuten | **Portionen:** 2

Schwierigkeiten: Einfach

Zutaten

- 200 g Tofu

- 2 EL Sojasauce

- 1 EL Olivenöl

- 1 Knoblauchzehe

- 1 TL Ahornsirup

Zubereitung

1. Tofu in Scheiben schneiden.

2. Sojasauce, Olivenöl, fein gehackten Knoblauch und Ahornsirup zu einer Marinade vermengen.

3. Tofu in der Marinade mindestens 10 Minuten ziehen lassen.

4. Tofu-Steaks in einer Pfanne von beiden Seiten goldbraun braten.

Nährwerte (pro Portion): Kalorien 200 | Fett 14 g | Kohlenhydrate 6 g | Protein 12 g

67. Gemüse-Terrine

Zubereitungszeit: 20 Minuten | **Kochzeit:** 30 Minuten | **Portionen:** 2

Schwierigkeiten: Mittel

Zutaten

- 1 Zucchini
- 1 Karotte
- 1 rote Paprika
- 200 ml Gemüsebrühe
- 1 EL Agar-Agar

Zubereitung

1. Zucchini, Karotte und Paprika in dünne Streifen schneiden.
2. Gemüsebrühe zum Kochen bringen und Agar-Agar einrühren.
3. Gemüse in eine Terrinenform schichten und mit der Gemüsebrühe übergießen.
4. Im Kühlschrank mindestens 2 Stunden fest werden lassen, dann in Scheiben schneiden und servieren.

Nährwerte (pro Portion): Kalorien 150 | Fett 2 g | Kohlenhydrate 25 g | Protein 4 g

68. Gefüllte Zucchini-Boote

Zubereitungszeit: 15 Minuten | **Kochzeit:** 20 Minuten | **Portionen:** 2

Schwierigkeiten: Einfach

Zutaten

- 2 Zucchini
- 1 Dose Kichererbsen (400 g)
- 1 Tomate
- 1 Knoblauchzehe
- 1 EL Olivenöl

Zubereitung

1. Zucchini halbieren und das Fruchtfleisch herauslöffeln.

2. Kichererbsen abspülen und abtropfen lassen. Tomate und Knoblauch fein hacken.

3. Kichererbsen, Tomate und Knoblauch mit Olivenöl vermengen und in die Zucchinihälften füllen.

4. Im vorgeheizten Ofen bei 180°C 20 Minuten backen.

Nährwerte (pro Portion): Kalorien 300 | Fett 10 g | Kohlenhydrate 40 g | Protein 12 g

69. Tomaten-Tarte mit Mandel-Boden

Zubereitungszeit: 20 Minuten | **Kochzeit:** 30 Minuten | **Portionen:** 2

Schwierigkeiten: Mittel

Zutaten

- 150 g Mandeln (gemahlen)
- 2 EL Leinsamen (gemahlen)
- 4 Tomaten
- 1 EL Olivenöl
- 1 TL Thymian

Zubereitung

1. Gemahlene Mandeln und Leinsamen mit etwas Wasser zu einem Teig vermengen und in eine Tarteform drücken.

2. Tomaten in Scheiben schneiden und auf dem Mandelboden anordnen.

3. Olivenöl und Thymian darüber geben.

4. Im vorgeheizten Ofen bei 180°C 30 Minuten backen.

Nährwerte (pro Portion): Kalorien 350 | Fett 28 g | Kohlenhydrate 14 g | Protein 10 g

70. Gefüllte Weinblätter mit Reis und Kräutern

Zubereitungszeit: 20 Minuten | **Kochzeit:** 20 Minuten | **Portionen:** 2

Schwierigkeiten: Mittel

Zutaten

- 10 Weinblätter (aus dem Glas)
- 100 g Reis
- 1 Zwiebel
- 1 EL Olivenöl
- 1 Handvoll frische Minze

Zubereitung

1. Reis nach Packungsanweisung kochen. Zwiebel fein hacken und in Olivenöl anbraten.
2. Gekochten Reis und gehackte Minze mit der Zwiebel vermengen.
3. Weinblätter abspülen und mit der Reisfüllung füllen, dann aufrollen.
4. Gefüllte Weinblätter in einen Topf legen, etwas Wasser hinzufügen und 20 Minuten köcheln lassen.

Nährwerte (pro Portion): Kalorien 250 | Fett 10 g | Kohlenhydrate 34 g | Protein 4 g

Kapitel 6: Basische Desserts

Fruchtige Genüsse

71. Mango-Chia-Pudding

Zubereitungszeit: 10 Minuten (plus Kühlzeit) | **Kochzeit:** 0 Minuten | **Portionen:** 2

Schwierigkeiten: Einfach

Zutaten

- 1 reife Mango
- 4 EL Chia-Samen
- 250 ml Mandelmilch
- 1 TL Ahornsirup
- 1 Handvoll frische Minzblätter (zur Dekoration)

Zubereitung

1. Chia-Samen und Mandelmilch in einer Schüssel vermengen und mindestens 2 Stunden oder über Nacht im Kühlschrank quellen lassen.
2. Mango schälen, entkernen und das Fruchtfleisch in kleine Würfel schneiden.
3. Chia-Pudding in Gläser füllen und Mangowürfel darauf verteilen.
4. Mit Ahornsirup süßen und mit frischen Minzblättern garnieren.

Nährwerte (pro Portion): Kalorien 220 | Fett 10 g | Kohlenhydrate 28 g | Protein 5 g

72. Erdbeer-Kokos-Torte

Zubereitungszeit: 20 Minuten | **Kochzeit:** 0 Minuten | **Portionen:** 2

Schwierigkeiten: Mittel

Zutaten

- 200 g Erdbeeren
- 100 g Kokosraspeln
- 50 g Mandeln (gemahlen)
- 2 EL Kokosöl (geschmolzen)

- 1 EL Ahornsirup

Zubereitung

1. Erdbeeren waschen, entstielen und in Scheiben schneiden.
2. Gemahlene Mandeln, Kokosraspeln, geschmolzenes Kokosöl und Ahornsirup zu einem Teig vermengen.
3. Teig in eine kleine Springform drücken und Erdbeerscheiben darauf anordnen.
4. Torte für mindestens 1 Stunde im Kühlschrank fest werden lassen.

Nährwerte (pro Portion): Kalorien 300 | Fett 20 g | Kohlenhydrate 28 g | Protein 6 g

73. Blaubeer-Cashew-Creme

Zubereitungszeit: 15 Minuten (plus Kühlzeit) | **Kochzeit:** 0 Minuten | **Portionen:** 2

Schwierigkeiten: Einfach

Zutaten

- 150 g Blaubeeren
- 100 g Cashewkerne (über Nacht eingeweicht)
- 2 EL Ahornsirup
- Saft einer halben Zitrone
- 1 TL Vanilleextrakt

Zubereitung

1. Cashewkerne, Ahornsirup, Zitronensaft und Vanilleextrakt in einen Mixer geben und zu einer glatten Creme pürieren.
2. Blaubeeren unter die Cashew-Creme heben.
3. In Gläser füllen und mindestens 1 Stunde im Kühlschrank kühlen.

Nährwerte (pro Portion): Kalorien 250 | Fett 14 g | Kohlenhydrate 28 g | Protein 6 g

74. Pfirsich-Sorbet

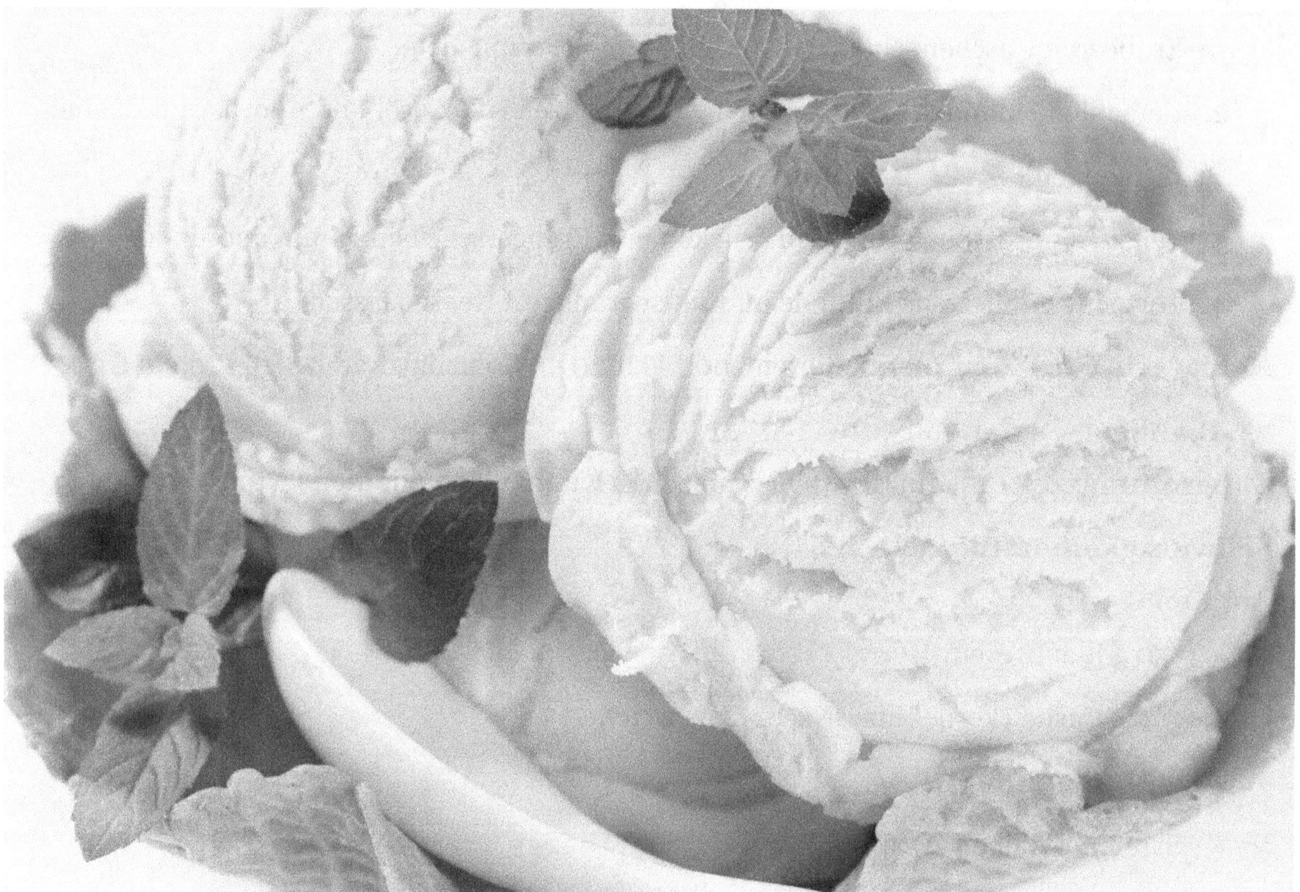

Zubereitungszeit: 10 Minuten (plus Gefrierzeit) | **Kochzeit:** 0 Minuten | **Portionen:** 2

Schwierigkeiten: Einfach

Zutaten

- 3 reife Pfirsiche
- Saft einer Zitrone
- 2 EL Ahornsirup
- 1 TL frischer Ingwer (gerieben)
- 1 Handvoll frische Minzblätter (zur Dekoration)

Zubereitung

1. Pfirsiche schälen, entkernen und in Stücke schneiden.

2. Pfirsichstücke, Zitronensaft, Ahornsirup und geriebenen Ingwer in einen Mixer geben und zu einer glatten Masse pürieren.

3. Masse in eine flache Schale geben und mindestens 4 Stunden im Gefrierschrank fest werden lassen.

4. Vor dem Servieren leicht antauen lassen und mit frischen Minzblättern garnieren.

Nährwerte (pro Portion): Kalorien 180 | Fett 1 g | Kohlenhydrate 42 g | Protein 2 g

75. Himbeer-Avocado-Mousse

Zubereitungszeit: 10 Minuten | **Kochzeit:** 0 Minuten | **Portionen:** 2

Schwierigkeiten: Einfach

Zutaten

- 1 reife Avocado
- 150 g Himbeeren
- 2 EL Ahornsirup
- 1 TL Vanilleextrakt
- 1 Handvoll frische Himbeeren (zur Dekoration)

Zubereitung

1. Avocado schälen und entkernen.

2. Avocado, Himbeeren, Ahornsirup und Vanilleextrakt in einen Mixer geben und zu einer glatten Mousse pürieren.

3. Mousse in Gläser füllen und mit frischen Himbeeren garnieren.

Nährwerte (pro Portion): Kalorien 220 | Fett 12 g | Kohlenhydrate 28 g | Protein 3 g

Süßspeisen ohne Reue

76. Schokoladen-Avocado-Mousse

Zubereitungszeit: 10 Minuten | **Kochzeit:** 0 Minuten | **Portionen:** 2

Schwierigkeiten: Einfach

Zutaten

- 2 reife Avocados
- 3 EL rohes Kakaopulver

- 2 EL Ahornsirup
- 1 TL Vanilleextrakt
- 1 Prise Meersalz

Zubereitung

1. Avocados schälen und entkernen.
2. Avocados, Kakaopulver, Ahornsirup, Vanilleextrakt und eine Prise Meersalz in einen Mixer geben und zu einer glatten Mousse pürieren.
3. Mousse in Schalen füllen und servieren.

Nährwerte (pro Portion): Kalorien 250 | Fett 18 g | Kohlenhydrate 24 g | Protein 4 g

77. Mandelmehl-Brownies

Zubereitungszeit: 15 Minuten | **Kochzeit:** 25 Minuten | **Portionen:** 2

Schwierigkeiten: Mittel

Zutaten

- 100 g Mandelmehl
- 3 EL rohes Kakaopulver
- 2 EL Ahornsirup
- 1 EL Kokosöl (geschmolzen)
- 1 TL Vanilleextrakt

Zubereitung

1. Mandelmehl, Kakaopulver, Ahornsirup, geschmolzenes Kokosöl und Vanilleextrakt in einer Schüssel zu einem Teig vermengen.
2. Teig in eine kleine, mit Backpapier ausgelegte Backform geben und glatt streichen.
3. Im vorgeheizten Ofen bei 180°C 25 Minuten backen.
4. Abkühlen lassen, in Stücke schneiden und servieren.

Nährwerte (pro Portion): Kalorien 300 | Fett 24 g | Kohlenhydrate 20 g | Protein 8 g

78. Dattel-Nuss-Riegel

Zubereitungszeit: 10 Minuten (plus Kühlzeit) | **Kochzeit:** 0 Minuten | **Portionen:** 2

Schwierigkeiten: Einfach

Zutaten

- 200 g Datteln (entsteint)
- 100 g gemischte Nüsse (z.B. Mandeln, Walnüsse)
- 2 EL rohes Kakaopulver
- 1 EL Kokosöl (geschmolzen)
- 1 Prise Meersalz

Zubereitung

1. Datteln und Nüsse in einem Mixer zerkleinern.
2. Kakaopulver, geschmolzenes Kokosöl und eine Prise Meersalz hinzufügen und alles zu einer klebrigen Masse verarbeiten.
3. Masse in eine flache Form drücken und mindestens 1 Stunde im Kühlschrank fest werden lassen.
4. In Riegel schneiden und servieren.

Nährwerte (pro Portion): Kalorien 300 | Fett 18 g | Kohlenhydrate 36 g | Protein 6 g

79. Zitronen-Kokos-Energy-Balls

Zubereitungszeit: 10 Minuten | **Kochzeit:** 0 Minuten | **Portionen:** 2

Schwierigkeiten: Einfach

Zutaten

- 100 g Mandeln
- 50 g Kokosraspeln
- Saft und Schale einer Zitrone
- 2 EL Ahornsirup
- 1 EL Kokosöl (geschmolzen)

Zubereitung

1. Mandeln und Kokosraspeln in einem Mixer zerkleinern.

2. Zitronensaft, Zitronenschale, Ahornsirup und geschmolzenes Kokosöl hinzufügen und zu einer klebrigen Masse verarbeiten.

3. Aus der Masse kleine Kugeln formen.

4. Kugeln im Kühlschrank fest werden lassen und servieren.

Nährwerte (pro Portion): Kalorien 250 | Fett 18 g | Kohlenhydrate 18 g | Protein 4 g

80. Bananen-Eiscreme

Zubereitungszeit: 5 Minuten (plus Gefrierzeit) | **Kochzeit:** 0 Minuten | **Portionen:** 2

Schwierigkeiten: Einfach

Zutaten

- 2 reife Bananen
- 2 EL Mandelmilch
- 1 TL Vanilleextrakt
- 1 EL Ahornsirup
- 1 Handvoll gehackte Nüsse (zur Dekoration)

Zubereitung

1. Bananen schälen, in Scheiben schneiden und mindestens 2 Stunden im Gefrierschrank einfrieren.

2. Gefrorene Bananenscheiben, Mandelmilch, Vanilleextrakt und Ahornsirup in einen Mixer geben und zu einer cremigen Masse pürieren.

3. Eiscreme in Schalen füllen und mit gehackten Nüssen dekorieren.

Nährwerte (pro Portion): Kalorien 200 | Fett 5 g | Kohlenhydrate 36 g | Protein 2 g

81. Apfel-Zimt-Muffins

Zubereitungszeit: 15 Minuten | **Kochzeit:** 25 Minuten | **Portionen:** 2

Schwierigkeiten: Mittel

Zutaten

- 1 Apfel

- 100 g Mandelmehl

- 2 EL Ahornsirup

- 1 TL Zimt

- 1 TL Backpulver

Zubereitung

1. Apfel schälen, entkernen und in kleine Würfel schneiden.

2. Mandelmehl, Ahornsirup, Zimt und Backpulver in einer Schüssel vermengen.

3. Apfelwürfel unter den Teig heben.

4. Teig in Muffinförmchen füllen und im vorgeheizten Ofen bei 180°C 25 Minuten backen.

Nährwerte (pro Portion): Kalorien 250 | Fett 14 g | Kohlenhydrate 24 g | Protein 6 g

82. Karotten-Kuchen mit Cashew-Frosting

Zubereitungszeit: 20 Minuten | **Kochzeit:** 30 Minuten | **Portionen:** 2

Schwierigkeiten: Mittel

Zutaten

- 2 Karotten

- 100 g Mandelmehl

- 50 g Cashewkerne (über Nacht eingeweicht)

- 2 EL Ahornsirup

- 1 TL Zimt

Zubereitung

1. Karotten schälen und fein reiben.

2. Mandelmehl, geriebene Karotten, 1 EL Ahornsirup und Zimt in einer Schüssel zu einem Teig vermengen.

3. Teig in eine kleine, mit Backpapier ausgelegte Form geben und im vorgeheizten Ofen bei 180°C 30 Minuten backen.

4. Für das Frosting eingeweichte Cashewkerne und 1 EL Ahornsirup in einem Mixer zu einer glatten Creme pürieren.

5. Kuchen abkühlen lassen, mit dem Cashew-Frosting bestreichen und servieren.

Nährwerte (pro Portion): Kalorien 300 | Fett 18 g | Kohlenhydrate 26 g | Protein 8 g

83. Kokos-Mandel-Kekse

Zubereitungszeit: 10 Minuten | **Kochzeit:** 15 Minuten | **Portionen:** 2

Schwierigkeiten: Einfach

Zutaten

- 100 g Kokosraspeln
- 50 g Mandelmehl
- 2 EL Ahornsirup
- 1 EL Kokosöl (geschmolzen)
- 1 TL Vanilleextrakt

Zubereitung

1. Kokosraspeln, Mandelmehl, Ahornsirup, geschmolzenes Kokosöl und Vanilleextrakt in einer Schüssel zu einem Teig vermengen.

2. Aus dem Teig kleine Kekse formen und auf ein mit Backpapier ausgelegtes Backblech legen.

3. Im vorgeheizten Ofen bei 180°C 15 Minuten backen.

4. Abkühlen lassen und servieren.

Nährwerte (pro Portion): Kalorien 250 | Fett 18 g | Kohlenhydrate 18 g | Protein 4 g

84. Chia-Pudding mit Kakao

Zubereitungszeit: 10 Minuten (plus Kühlzeit) | **Kochzeit:** 0 Minuten | **Portionen:** 2

Schwierigkeiten: Einfach

Zutaten

- 4 EL Chia-Samen
- 250 ml Mandelmilch
- 2 EL rohes Kakaopulver

- 1 EL Ahornsirup

- 1 TL Vanilleextrakt

Zubereitung

1. Chia-Samen, Mandelmilch, Kakaopulver, Ahornsirup und Vanilleextrakt in einer Schüssel vermengen und mindestens 2 Stunden oder über Nacht im Kühlschrank quellen lassen.

2. Chia-Pudding in Schalen füllen und servieren.

Nährwerte (pro Portion): Kalorien 200 | Fett 12 g | Kohlenhydrate 18 g | Protein 6 g

85. Kürbis-Kokos-Kuchen

Zubereitungszeit: 15 Minuten | **Kochzeit:** 40 Minuten | **Portionen:** 2

Schwierigkeiten: Mittel

Zutaten

- 200 g Kürbispüree

- 100 g Kokosmehl

- 2 EL Ahornsirup

- 1 TL Zimt

- 1 TL Backpulver

Zubereitung

1. Kürbispüree, Kokosmehl, Ahornsirup, Zimt und Backpulver in einer Schüssel zu einem Teig vermengen.

2. Teig in eine kleine, mit Backpapier ausgelegte Form geben und im vorgeheizten Ofen bei 180°C 40 Minuten backen.

3. Abkühlen lassen und servieren.

Nährwerte (pro Portion): Kalorien 250 | Fett 12 g | Kohlenhydrate 28 g | Protein 6 g

86. Feigen-Nuss-Riegel

Zubereitungszeit: 10 Minuten (plus Kühlzeit) | **Kochzeit:** 0 Minuten | **Portionen:** 2

Schwierigkeiten: Einfach

Zutaten

- 150 g getrocknete Feigen
- 100 g gemischte Nüsse (z.B. Walnüsse, Mandeln)
- 2 EL Kokosöl (geschmolzen)
- 1 TL Zimt

1 Prise Meersalz

Zubereitung

1. Getrocknete Feigen und Nüsse in einem Mixer zerkleinern.

2. Geschmolzenes Kokosöl, Zimt und eine Prise Meersalz hinzufügen und zu einer klebrigen Masse verarbeiten.

3. Masse in eine flache Form drücken und mindestens 1 Stunde im Kühlschrank fest werden lassen.

4. In Riegel schneiden und servieren.

Nährwerte (pro Portion): Kalorien 300 | Fett 18 g | Kohlenhydrate 32 g | Protein 6 g

87. Cashew-Käsekuchen

Zubereitungszeit: 20 Minuten (plus Kühlzeit) | **Kochzeit:** 0 Minuten | **Portionen:** 2

Schwierigkeiten: Mittel

Zutaten

- 150 g Cashewkerne (über Nacht eingeweicht)
- 2 EL Ahornsirup
- 2 EL Kokosöl (geschmolzen)
- Saft einer Zitrone
- 1 TL Vanilleextrakt

Zubereitung

1. Cashewkerne, Ahornsirup, geschmolzenes Kokosöl, Zitronensaft und Vanilleextrakt in einen Mixer geben und zu einer glatten Creme pürieren.

2. Die Creme in eine kleine Springform füllen und mindestens 2 Stunden im Kühlschrank fest werden lassen.

3. In Stücke schneiden und servieren.

Nährwerte (pro Portion): Kalorien 300 | Fett 22 g | Kohlenhydrate 20 g | Protein 6 g

88. Matcha-Kokos-Bällchen

Zubereitungszeit: 10 Minuten | **Kochzeit:** 0 Minuten | **Portionen:** 2

Schwierigkeiten: Einfach

Zutaten

- 100 g Mandeln
- 50 g Kokosraspeln
- 2 EL Ahornsirup
- 1 TL Matcha-Pulver
- 1 EL Kokosöl (geschmolzen)

Zubereitung

1. Mandeln und Kokosraspeln in einem Mixer zerkleinern.
2. Ahornsirup, Matcha-Pulver und geschmolzenes Kokosöl hinzufügen und zu einer klebrigen Masse verarbeiten.
3. Aus der Masse kleine Kugeln formen.
4. Kugeln im Kühlschrank fest werden lassen und servieren.

Nährwerte (pro Portion): Kalorien 250 | Fett 18 g | Kohlenhydrate 16 g | Protein 6 g

89. Cranberry-Mandel-Kekse

Zubereitungszeit: 10 Minuten | **Kochzeit:** 15 Minuten | **Portionen:** 2

Schwierigkeiten: Einfach

Zutaten

- 100 g Mandelmehl
- 50 g getrocknete Cranberries
- 2 EL Ahornsirup
- 1 EL Kokosöl (geschmolzen)

TL Vanilleextrakt

Zubereitung

1. Mandelmehl, getrocknete Cranberries, Ahornsirup, geschmolzenes Kokosöl und Vanilleextrakt in einer Schüssel zu einem Teig vermengen.

2. Aus dem Teig kleine Kekse formen und auf ein mit Backpapier ausgelegtes Backblech legen.

3. Im vorgeheizten Ofen bei 180°C 15 Minuten backen.

4. Abkühlen lassen und servieren.

Nährwerte (pro Portion): Kalorien 250 | Fett 14 g | Kohlenhydrate 24 g | Protein 6 g

90. Rote-Bete-Schoko-Trüffel

Zubereitungszeit: 15 Minuten (plus Kühlzeit) | **Kochzeit:** 0 Minuten | **Portionen:** 2

Schwierigkeiten: Mittel

Zutaten

- 100 g gekochte Rote Bete
- 100 g Datteln (entsteint)
- 3 EL rohes Kakaopulver
- 1 EL Kokosöl (geschmolzen)
- 1 Prise Meersalz

Zubereitung

1. Gekochte Rote Bete und Datteln in einem Mixer zerkleinern.

2. Kakaopulver, geschmolzenes Kokosöl und eine Prise Meersalz hinzufügen und alles zu einer glatten Masse verarbeiten.

3. Aus der Masse kleine Kugeln formen.

4. Trüffel im Kühlschrank fest werden lassen und servieren.

Nährwerte (pro Portion): Kalorien 200 | Fett 8 g | Kohlenhydrate 30 g | Protein 4 g

Kapitel 7: Basische Snacks und Zwischenmahlzeiten

Snacks für Energie und Konzentration

91. Mandel-Quinoa-Riegel

Zubereitungszeit: 10 Minuten (plus Kühlzeit) | **Kochzeit:** 0 Minuten | **Portionen:** 2

Schwierigkeiten: Einfach

Zutaten

- 100 g gekochte Quinoa
- 50 g Mandeln (gehackt)
- 2 EL Ahornsirup
- 1 EL Kokosöl (geschmolzen)
- 1 TL Zimt

Zubereitung

1. Gekochte Quinoa, gehackte Mandeln, Ahornsirup, geschmolzenes Kokosöl und Zimt in einer Schüssel gut vermengen.
2. Die Masse in eine flache Form drücken und mindestens 1 Stunde im Kühlschrank fest werden lassen.
3. In Riegel schneiden und servieren.

Nährwerte (pro Portion): Kalorien 250 | Fett 14 g | Kohlenhydrate 26 g | Protein 6 g

92. Hummus mit Gemüsesticks

Zubereitungszeit: 10 Minuten | **Kochzeit:** 0 Minuten | **Portionen:** 2

Schwierigkeiten: Einfach

Zutaten

- 200 g Hummus
- 1 Karotte
- 1 Gurke
- 1 rote Paprika

- 1 Stange Sellerie

Zubereitung

1. Karotte, Gurke, Paprika und Sellerie in Sticks schneiden.

2. Hummus in Schalen füllen.

3. Gemüsesticks mit Hummus servieren.

Nährwerte (pro Portion): Kalorien 150 | Fett 8 g | Kohlenhydrate 16 g | Protein 4 g

93. Edamame mit Meersalz

Zubereitungszeit: 5 Minuten | **Kochzeit:** 5 Minuten | **Portionen:** 2

Schwierigkeiten: Einfach

Zutaten

- 200 g Edamame (frisch oder gefroren)
- 1 TL Meersalz

Zubereitung

1. Edamame in kochendem Wasser 5 Minuten garen.

2. Abgießen und mit Meersalz bestreuen.

3. Warm oder kalt servieren.

Nährwerte (pro Portion): Kalorien 120 | Fett 5 g | Kohlenhydrate 8 g | Protein 10 g

94. Geröstete Kichererbsen

Zubereitungszeit: 10 Minuten | **Kochzeit:** 30 Minuten | **Portionen:** 2

Schwierigkeiten: Einfach

Zutaten

- 1 Dose Kichererbsen (400 g)
- 1 EL Olivenöl
- 1 TL Paprikapulver
- 1 Prise Meersalz

Zubereitung

1. Kichererbsen abspülen und abtropfen lassen.

2. Mit Olivenöl, Paprikapulver und Meersalz vermengen.

3. Auf einem Backblech verteilen und im vorgeheizten Ofen bei 200°C 30 Minuten rösten.

Nährwerte (pro Portion): Kalorien 180 | Fett 8 g | Kohlenhydrate 20 g | Protein 6 g

95. Apfel mit Mandelbutter

Zubereitungszeit: 5 Minuten | **Kochzeit:** 0 Minuten | **Portionen:** 2

Schwierigkeiten: Einfach

Zutaten

- 2 Äpfel

- 2 EL Mandelbutter

Zubereitung

1. Äpfel waschen, entkernen und in Scheiben schneiden.

2. Mit Mandelbutter servieren.

Nährwerte (pro Portion): Kalorien 150 | Fett 8 g | Kohlenhydrate 20 g | Protein 2 g

96. Gemüsechips aus Süßkartoffeln

Zubereitungszeit: 10 Minuten | **Kochzeit:** 30 Minuten | **Portionen:** 2

Schwierigkeiten: Einfach

Zutaten

- 2 Süßkartoffeln

- 1 EL Olivenöl

- 1 TL Meersalz

Zubereitung

1. Süßkartoffeln in dünne Scheiben schneiden.

2. Mit Olivenöl und Meersalz vermengen.

3. Auf einem Backblech verteilen und im vorgeheizten Ofen bei 200°C 30 Minuten backen, bis die Chips knusprig sind.

Nährwerte (pro Portion): Kalorien 200 | Fett 8 g | Kohlenhydrate 28 g | Protein 2 g

97. Avocado auf Reiswaffeln

Zubereitungszeit: 5 Minuten | **Kochzeit:** 0 Minuten | **Portionen:** 2

Schwierigkeiten: Einfach

Zutaten

- 1 Avocado
- 4 Reiswaffeln
- 1 TL Zitronensaft
- 1 Prise Meersalz
- 1 Prise Pfeffer

Zubereitung

1. Avocado schälen, entkernen und das Fruchtfleisch zerdrücken.
2. Zitronensaft, Meersalz und Pfeffer unter das Avocadopüree mischen.
3. Avocadopüree auf die Reiswaffeln streichen und servieren.

Nährwerte (pro Portion): Kalorien 150 | Fett 10 g | Kohlenhydrate 12 g | Protein 2 g

98. Walnüsse und Beeren-Mix

Zubereitungszeit: 5 Minuten | **Kochzeit:** 0 Minuten | **Portionen:** 2

Schwierigkeiten: Einfach

Zutaten

- 50 g Walnüsse
- 100 g gemischte Beeren (z.B. Blaubeeren, Himbeeren, Erdbeeren)

Zubereitung

1. Walnüsse und Beeren in einer Schüssel mischen.
2. Direkt servieren.

Nährwerte (pro Portion): Kalorien 200 | Fett 16 g | Kohlenhydrate 14 g | Protein 4 g

99. Kokosnuss-Joghurt mit Früchten

Zubereitungszeit: 5 Minuten | **Kochzeit:** 0 Minuten | **Portionen:** 2

Schwierigkeiten: Einfach

Zutaten

- 200 g Kokosnuss-Joghurt
- 100 g gemischte Früchte (z.B. Mango, Ananas, Beeren)
- 1 EL Chiasamen
- 1 TL Ahornsirup

Zubereitung

1. Kokosnuss-Joghurt in Schalen füllen.
2. Früchte und Chiasamen darüber verteilen.
3. Mit Ahornsirup beträufeln und servieren.

Nährwerte (pro Portion): Kalorien 180 | Fett 10 g | Kohlenhydrate 18 g | Protein 3 g

100. Geröstete Kürbiskerne

Zubereitungszeit: 5 Minuten | **Kochzeit:** 15 Minuten | **Portionen:** 2

Schwierigkeiten: Einfach

Zutaten

- 100 g Kürbiskerne
- 1 EL Olivenöl
- 1 TL Meersalz
- 1 TL Paprikapulver

Zubereitung

1. Kürbiskerne mit Olivenöl, Meersalz und Paprikapulver vermengen.
2. Auf einem Backblech verteilen und im vorgeheizten Ofen bei 180°C 15 Minuten rösten.
3. Abkühlen lassen und servieren.

Nährwerte (pro Portion): Kalorien 200 | Fett 16 g | Kohlenhydrate 6 g | Protein 8 g

Gesunde Alternativen zu herkömmlichen Snacks

---

101. Zucchini-Pommes

Zubereitungszeit: 10 Minuten | **Kochzeit:** 20 Minuten | **Portionen:** 2

Schwierigkeiten: Einfach

Zutaten

- 2 Zucchini
- 2 EL Olivenöl
- 1 TL Paprikapulver
- 1 TL Meersalz
- 1 TL Knoblauchpulver

Zubereitung

1. Zucchini in Stäbchen schneiden.
2. Olivenöl, Paprikapulver, Meersalz und Knoblauchpulver in einer Schüssel vermengen.
3. Zucchini-Stäbchen in der Gewürz-Öl-Mischung wenden.
4. Auf ein Backblech legen und im vorgeheizten Ofen bei 200°C 20 Minuten backen, bis sie goldbraun und knusprig sind.

Nährwerte (pro Portion): Kalorien 150 | Fett 10 g | Kohlenhydrate 12 g | Protein 2 g

---

102. Karotten-Hummus-Dip

Zubereitungszeit: 10 Minuten | **Kochzeit:** 0 Minuten | **Portionen:** 2

Schwierigkeiten: Einfach

Zutaten

- 200 g Hummus
- 3 Karotten
- Saft einer halben Zitrone
- 1 TL Kreuzkümmel
- 1 EL Olivenöl

Zubereitung

1. Karotten schälen und in Sticks schneiden.

2. Hummus, Zitronensaft, Kreuzkümmel und Olivenöl in einer Schüssel vermengen.

3. Mit Karottensticks servieren.

Nährwerte (pro Portion): Kalorien 180 | Fett 10 g | Kohlenhydrate 18 g | Protein 4 g

103. Blumenkohl-Popcorn

Zubereitungszeit: 10 Minuten | **Kochzeit:** 20 Minuten | **Portionen:** 2

Schwierigkeiten: Einfach

Zutaten

- 1 kleiner Blumenkohl
- 2 EL Olivenöl
- 1 TL Paprikapulver
- 1 TL Meersalz
- 1 TL Kurkumapulver

Zubereitung

1. Blumenkohl in kleine Röschen teilen.

2. Olivenöl, Paprikapulver, Meersalz und Kurkumapulver in einer Schüssel vermengen.

3. Blumenkohlröschen in der Gewürz-Öl-Mischung wenden.

4. Auf ein Backblech legen und im vorgeheizten Ofen bei 200°C 20 Minuten backen, bis sie knusprig sind.

Nährwerte (pro Portion): Kalorien 120 | Fett 10 g | Kohlenhydrate 8 g | Protein 2 g

104. Gurken-Sandwiches mit Avocado-Creme

Zubereitungszeit: 10 Minuten | **Kochzeit:** 0 Minuten | **Portionen:** 2

Schwierigkeiten: Einfach

Zutaten

- 1 Gurke
- 1 reife Avocado

- 1 EL Zitronensaft

- 1 TL Meersalz

- 1 TL Dill (gehackt)

Zubereitung

1. Gurke in dicke Scheiben schneiden.

2. Avocado schälen, entkernen und das Fruchtfleisch zerdrücken.

3. Zitronensaft, Meersalz und Dill unter die Avocadocreme mischen.

4. Jeweils einen Klecks Avocadocreme zwischen zwei Gurkenscheiben geben und servieren.

Nährwerte (pro Portion): Kalorien 150 | Fett 12 g | Kohlenhydrate 10 g | Protein 2 g

105. Gebackene Auberginen-Chips

Zubereitungszeit: 10 Minuten | **Kochzeit:** 30 Minuten | **Portionen:** 2

Schwierigkeiten: Einfach

Zutaten

- 1 große Aubergine

- 2 EL Olivenöl

- 1 TL Meersalz

- 1 TL Oregano

Zubereitung

1. Aubergine in dünne Scheiben schneiden.

2. Olivenöl, Meersalz und Oregano in einer Schüssel vermengen.

3. Auberginenscheiben in der Gewürz-Öl-Mischung wenden.

4. Auf ein Backblech legen und im vorgeheizten Ofen bei 180°C 30 Minuten backen, bis sie knusprig sind.

Nährwerte (pro Portion): Kalorien 150 | Fett 10 g | Kohlenhydrate 12 g | Protein 2 g

Kapitel 8: 14-Tage-Essensplan und Einkaufsliste

14-Tage-Essensplan

Tag	Frühstück	Mittagessen	Abendessen	Snack	Dessert
1	Grüner Energie-Smoothie mit Spinat und Avocado	Avocado-Gurkensuppe	Gemüsesuppe mit Kokosmilch	Hummus mit Gemüsesticks	Mango-Chia-Pudding
2	Beeren-Bananen-Smoothie	Quinoa-Salat mit Avocado und Mango	Gebratener Tempeh mit Gemüse	Geröstete Kichererbsen	Schokoladen-Avocado-Mousse
3	Mango-Ingwer-Detox-Saft	Spinatsalat mit Erdbeeren und Walnüssen	Blumenkohlreis mit Avocado	Apfel mit Mandelbutter	Erdbeer-Kokos-Torte
4	Ananas-Kokos-Smoothie	Tomaten-Basilikum-Suppe	Bohnen-Tacos mit Guacamole	Gemüsechips aus Süßkartoffeln	Blaubeer-Cashew-Creme
5	Apfel-Spinat-Smoothie	Quinoa-Gemüsepfanne	Ofengemüse mit Hummus	Walnüsse und Beeren-Mix	Pfirsich-Sorbet
6	Karotten-Orangen-Ingwer-Saft	Grünkohl-Salat mit Orangen und Mandeln	Rote-Linsen-Suppe	Edamame mit Meersalz	Himbeer-Avocado-Mousse
7	Erdbeer-Melonen-Smoothie	Rote-Bete-Suppe	Spaghetti aus Zucchini mit Tomatensauce	Avocado auf Reiswaffeln	Apfel-Zimt-Muffins

8	Rote-Bete-Granatapfel-Saft	Karotten-Ingwer-Suppe	Bohnen-Eintopf mit Paprika	Kokosnuss-Joghurt mit Früchten	Karotten-Kuchen mit Cashew-Frosting
9	Gurken-Minze-Smoothie	Fenchel-Radieschen-Salat	Mangold-Pfanne mit Quinoa	Zucchini-Pommes	Mandelmehl-Brownies
10	Blaubeer-Mandel-Smoothie	Rucola-Salat mit Birnen und Walnüssen	Gebratene Zucchini mit Knoblauch	Karotten-Hummus-Dip	Dattel-Nuss-Riegel
11	Quinoa-Beeren-Bowl mit Mandelmilch	Zucchini-Basilikum-Suppe	Pilzpfanne mit Kräutern	Blumenkohl-Popcorn	Zitronen-Kokos-Energy-Balls
12	Chia-Samen-Pudding mit Mango und Kokosnuss	Gefüllte Paprika mit Linsen	Gegrilltes Gemüse-Sandwich	Gurken-Sandwiches mit Avocado-Creme	Bananen-Eiscreme
13	Haferflocken-Bowl mit Äpfeln und Zimt	Kichererbsen-Bowl mit Spinat und Tahini	Kürbis-Suppe mit Ingwer	Geröstete Kürbiskerne	Chia-Pudding mit Kakao
14	Buchweizen-Bowl mit Bananen und Nüssen	Blumenkohl-Curry	Blumenkohl-Steaks mit Chimichurri	Mandel-Quinoa-Riegel	Cashew-Käsekuchen

Einkaufsliste

1. **Frisches und lebendiges Gemüse**: Füllen Sie Ihren Einkaufswagen mit einer Vielzahl von buntem Gemüse. Denken Sie an Blattgemüse wie Spinat und Grünkohl, leuchtende Paprika, nährstoffreiche Brokkoli und die vielseitige Tomate. Diese Gemüsesorten sind reich an Vitaminen, Mineralien und Antioxidantien, die die allgemeine Gesundheit unterstützen.

2. **Vollkornprodukte**: Ersetzen Sie raffinierte Körner durch Vollkornprodukte. Quinoa, brauner Reis, Vollkornnudeln und Hafer sind ausgezeichnete Optionen. Diese Körner sind reich an Ballaststoffen, die eine gute Verdauung fördern und zur Cholesterinregulation beitragen.

3. **Pflanzliche Proteine**: Wählen Sie pflanzliche Proteinquellen, um Ihre Gesundheit zu fördern. Setzen Sie auf Linsen, Bohnen, Tofu und Tempeh. Diese Optionen liefern essentielle Nährstoffe ohne die gesättigten Fette, die in manchen tierischen Proteinquellen enthalten sind.

4. **Herzfreundliche Fette**: Integrieren Sie Quellen ungesättigter Fette in Ihre Ernährung, wie Avocados, Nüsse, Samen und Olivenöl. Diese Fette können helfen, den Cholesterinspiegel zu verbessern und die allgemeine Gesundheit zu unterstützen.

5. **Früchte voller Geschmack**: Laden Sie frische Früchte wie Beeren, Zitrusfrüchte, Äpfel und Birnen in Ihren Einkaufswagen. Früchte, die reich an Vitaminen und Antioxidantien sind, machen Ihre Mahlzeiten und Snacks schmackhaft und nahrhaft.

6. **Milchprodukte oder Milchalternativen**: Erstellen Sie eine Einkaufsliste, die fettarme oder fettfreie Milchprodukte sowie pflanzliche Alternativen umfasst. Diese Produkte liefern Kalzium und Vitamin D ohne die zusätzlichen gesättigten Fette, die in Vollfett-Milchprodukten enthalten sind.

7. **Aromatische Kräuter und Gewürze**: Verbessern Sie den Geschmack Ihrer Gerichte mit Kräutern und Gewürzen anstelle von überschüssigem Salz. Knoblauch, Ingwer, Kurkuma und Kräuter wie Rosmarin und Thymian verleihen nicht nur Geschmack, sondern tragen auch zur allgemeinen Gesundheit bei.

8. **Omega-3-reiche Lebensmittel**: Priorisieren Sie den Verzehr von Chia-Samen, Leinsamen und Walnüssen für ihre Omega-3-Fettsäuren. Diese gesunden Fette sind bekannt dafür, die Herzgesundheit zu unterstützen.

9. **Snack-Optionen**: Für den kleinen Hunger zwischendurch wählen Sie gesunde Snacks wie rohe Nüsse, Samen oder ein Stück Obst. Vermeiden Sie die Versuchung, zu stark verarbeiteten Snacks zu greifen, die reich an Salz, Zucker und ungesunden Fetten sind.

10. **Hydration**: Vergessen Sie nicht, ausreichend Wasser und ungesüßte Kräutertees auf Ihre Einkaufsliste zu setzen. Diese unterstützen nicht nur die Hydration, sondern helfen auch, überschüssige Säuren aus dem Körper zu spülen.

Kapitel 9: Der Weg zu einem gesünderen Leben mit basischer Ernährung

Die basische Ernährung eröffnet einen ganzheitlichen Ansatz, um Wohlbefinden und Gesundheit nachhaltig zu fördern. Sie geht über einfache Ernährungsrichtlinien hinaus und integriert Aspekte wie Achtsamkeit, Bewegung und eine bewusste Lebensweise. Durch die schrittweise Einführung basenbildender Lebensmittel und die Anpassung an individuelle Bedürfnisse ermöglicht sie einen sanften, aber effektiven Übergang zu einer ausgewogenen und vitalen Lebensweise. Diese Reise ist geprägt von kontinuierlichem Lernen, bewussten Entscheidungen und der Freude am Entdecken neuer kulinarischer Möglichkeiten.

Zusammenfassung und Reflexion

Die Reise zu einem gesünderen Leben beginnt oft mit kleinen, bewussten Schritten, die uns zu tiefgreifenden Veränderungen führen. Die basische Ernährung ist ein kraftvoller Ansatz, der weit über das einfache Konzept des Essens hinausgeht. Sie bietet uns die Möglichkeit, nicht nur unseren Körper zu nähren, sondern auch unser allgemeines Wohlbefinden zu verbessern und eine tiefere Verbindung zu unserem Lebensstil zu finden. In diesem letzten Kapitel reflektieren wir die Essenz dessen, was wir gelernt haben, und wie wir diese Erkenntnisse in unser tägliches Leben integrieren können.

Die basische Ernährung basiert auf dem Prinzip, den pH-Wert unseres Körpers durch den Verzehr von basenbildenden Lebensmitteln zu optimieren. Dieser Ansatz fördert nicht nur die körperliche Gesundheit, sondern bringt auch eine Fülle von weiteren Vorteilen mit sich. Durch den bewussten Konsum von frischem Obst, Gemüse, Nüssen und Samen haben wir gelernt, wie diese Nahrungsmittel nicht nur unseren Energielevel steigern, sondern auch unser Immunsystem stärken und unsere allgemeine Vitalität verbessern können.

Ein zentraler Aspekt der basischen Ernährung ist die Erkenntnis, dass Nahrung eine heilende Kraft besitzt. Anstatt uns auf kurzfristige Diäten zu konzentrieren, die oft nur vorübergehende Ergebnisse liefern, fördert die basische Ernährung eine langfristige Veränderung unserer Essgewohnheiten. Diese Ernährungsweise lehrt uns, Lebensmittel zu wählen, die unserem Körper guttun und ihn mit essentiellen Nährstoffen versorgen. Durch diese bewusste Auswahl können wir Entzündungen reduzieren, die Verdauung verbessern und unser allgemeines Wohlbefinden steigern.

Reflektieren wir auf die Reise, die wir unternommen haben, wird deutlich, dass die Umstellung auf eine basische Ernährung nicht nur unsere physischen Bedürfnisse berücksichtigt, sondern auch unsere geistige und emotionale Gesundheit fördert. Die bewusste Entscheidung für basenbildende Lebensmittel geht oft Hand in Hand mit einer ganzheitlichen Betrachtung unseres Lebensstils. Wir beginnen, mehr Achtsamkeit in unseren Alltag zu integrieren, Stress abzubauen und uns auf die Dinge zu konzentrieren, die uns wirklich wichtig sind.

Ein weiteres wichtiges Element, das wir auf dieser Reise entdeckt haben, ist die Bedeutung der Selbstfürsorge. Indem wir uns für eine basische Ernährung entscheiden, setzen wir ein starkes Zeichen für die Wertschätzung unseres eigenen Körpers und unseres Wohlbefindens. Wir lernen, auf die Signale unseres Körpers zu hören und unsere Ernährung entsprechend anzupassen. Diese Praxis der Selbstfürsorge erstreckt sich auch auf andere Bereiche unseres Lebens, sei es durch regelmäßige Bewegung, ausreichend Schlaf oder die Pflege unserer sozialen Beziehungen.

Durch die basische Ernährung haben wir auch die Bedeutung von Qualität über Quantität kennengelernt. Anstatt uns auf die Menge der konsumierten Lebensmittel zu konzentrieren, legen wir Wert auf die Qualität und die Nährstoffdichte unserer Mahlzeiten. Frische, unverarbeitete Lebensmittel stehen im Mittelpunkt unserer Ernährung, und wir lernen, die Einfachheit und den reinen Geschmack dieser Nahrungsmittel zu schätzen. Diese Herangehensweise fördert nicht nur unsere Gesundheit, sondern unterstützt auch nachhaltige Praktiken und eine bewusste Lebensweise.

Eine weitere wichtige Lektion, die wir gelernt haben, ist die Kraft der Gemeinschaft. Die Umstellung auf eine basische Ernährung kann eine Herausforderung sein, aber durch den Austausch von Erfahrungen und Rezepten mit Familie und Freunden wird dieser Prozess erleichtert und bereichert. Gemeinsam kochen, essen und neue Rezepte ausprobieren stärkt nicht nur unsere Beziehungen, sondern macht auch die Umstellung auf eine gesündere Ernährung zu einem freudigen und unterstützenden Erlebnis.

Reflektieren wir über die positiven Veränderungen, die eine basische Ernährung in unserem Leben bewirkt hat, erkennen wir, dass dieser Ansatz weit über die Küche hinausgeht. Es ist eine Philosophie des Lebens, die uns dazu ermutigt, bewusster, achtsamer und gesünder zu leben. Diese Ernährungsweise ist keine kurzfristige Lösung, sondern eine nachhaltige Lebensweise, die uns hilft, unser volles Potenzial zu entfalten und ein erfüllteres Leben zu führen.

Die basische Ernährung hat uns gezeigt, dass kleine, beständige Veränderungen große Auswirkungen haben können. Jeder Schritt, den wir in Richtung einer basischeren Ernährung machen, bringt uns näher zu einem ausgewogenen und gesunden Leben. Diese Reise ist einzigartig für jeden Einzelnen, und es ist wichtig, sie in unserem eigenen Tempo und nach unseren eigenen Bedürfnissen zu gestalten. Durch kontinuierliches Lernen, Experimentieren und Anpassen finden wir den Weg, der für uns am besten funktioniert.

Insgesamt hat die basische Ernährung unser Verständnis von Nahrung und Gesundheit revolutioniert. Sie hat uns gelehrt, dass die Wahl der richtigen Lebensmittel eine kraftvolle Methode ist, um unser Wohlbefinden zu verbessern und unsere Lebensqualität zu steigern. Indem wir diese Prinzipien in unser tägliches Leben integrieren, können wir langfristige Veränderungen bewirken, die uns zu einem gesünderen, glücklicheren und erfüllteren Leben führen.

Dieser Reflexionsprozess ist essenziell, um die Bedeutung und die Auswirkungen der basischen Ernährung voll zu verstehen. Er ermöglicht es uns, die gemachten Fortschritte zu schätzen, die Herausforderungen anzuerkennen und weiterhin motiviert und inspiriert zu bleiben, um unsere Gesundheitsziele zu erreichen. Indem wir die Lektionen und Erkenntnisse aus dieser Reise verinnerlichen, schaffen wir die Grundlage für ein nachhaltiges und gesundes Leben, das weit über die Ernährungsgewohnheiten hinausgeht.

Ausblick und nächste Schritte

Der Übergang zu einer basischen Ernährung ist nicht das Ende der Reise, sondern der Anfang eines neuen Kapitels in Ihrem Leben. Es öffnet die Tür zu einer Welt voller Möglichkeiten und Chancen, Ihr Wohlbefinden auf ein neues Niveau zu heben. Nachdem Sie die Grundlagen und Prinzipien der basischen Ernährung verinnerlicht haben, ist es an der Zeit, darüber nachzudenken, wie Sie diese langfristig in Ihren Alltag integrieren und weiter ausbauen können.

Ein wesentlicher Aspekt des Ausblicks ist die kontinuierliche Weiterbildung. Die Welt der Ernährung ist dynamisch und ständig im Wandel. Neue Forschungsergebnisse und Erkenntnisse können dazu beitragen, Ihr Wissen zu erweitern und Ihre Ernährungsgewohnheiten weiter zu optimieren. Setzen Sie sich regelmäßig mit neuen Studien auseinander und bleiben Sie offen für neue Informationen. Bücher, wissenschaftliche Artikel und vertrauenswürdige Websites sind ausgezeichnete Quellen, um sich auf dem Laufenden zu halten.

Darüber hinaus bietet die basische Ernährung eine Fülle an kulinarischen Abenteuern. Nutzen Sie die Gelegenheit, Ihre Kochkünste weiterzuentwickeln und neue Rezepte auszuprobieren. Die Vielfalt der basischen Lebensmittel ermöglicht es Ihnen, kreativ zu werden und Ihre eigenen, einzigartigen Gerichte zu kreieren. Dabei können Sie nicht nur Ihre Geschmacksknospen erfreuen, sondern auch Ihre Familie und Freunde inspirieren. Organisieren Sie gemeinsame Kochabende, bei denen Sie neue Rezepte testen und Ihre Erfahrungen austauschen können. Dies stärkt nicht nur die Gemeinschaft, sondern fördert auch ein Bewusstsein für gesunde Ernährung in Ihrem sozialen Umfeld.

Ein weiterer wichtiger Schritt ist die Anpassung Ihrer Ernährung an Ihre persönlichen Bedürfnisse und Lebensumstände. Jeder Mensch ist einzigartig, und was für den einen funktioniert, muss nicht zwangsläufig für den anderen passen. Hören Sie auf die Signale Ihres Körpers und passen Sie Ihre Ernährung entsprechend an. Es kann hilfreich sein, ein Ernährungstagebuch zu führen, um zu beobachten, wie Ihr Körper auf verschiedene Lebensmittel reagiert und welche Anpassungen notwendig sind. Diese Reflexion ermöglicht es Ihnen, eine Ernährungsweise zu entwickeln, die optimal auf Ihre individuellen Bedürfnisse zugeschnitten ist.

Neben der Ernährung spielt auch die Bewegung eine entscheidende Rolle für ein gesundes Leben. Integrieren Sie regelmäßige körperliche Aktivität in Ihren Alltag, um Ihre Gesundheit und Ihr Wohlbefinden weiter zu verbessern. Finden Sie eine Form der Bewegung, die Ihnen Freude bereitet und die Sie langfristig motiviert. Ob Yoga, Wandern, Tanzen oder Radfahren – die Möglichkeiten sind vielfältig. Bewegung unterstützt nicht nur den Stoffwechsel, sondern trägt auch dazu bei, Stress abzubauen und die geistige Klarheit zu fördern.

Eine weitere wichtige Überlegung ist die Rolle der Achtsamkeit in Ihrem Leben. Achtsamkeit bedeutet, im Moment präsent zu sein und Ihre Gedanken und Gefühle ohne Urteil zu beobachten. Diese Praxis kann Ihnen helfen, eine tiefere Verbindung zu Ihrem Körper und Ihrer Ernährung zu entwickeln. Nehmen Sie sich Zeit, Ihre Mahlzeiten bewusst zu genießen und die Nahrung wertzuschätzen, die Ihren Körper nährt. Achtsames Essen kann dazu beitragen, Überessen zu vermeiden und ein gesundes Verhältnis zu Lebensmitteln zu fördern.

Darüber hinaus ist es wichtig, auf eine ausgewogene Lebensweise zu achten, die alle Aspekte Ihrer Gesundheit berücksichtigt. Schlaf, Stressmanagement und soziale Verbindungen sind ebenso wichtig wie die Ernährung. Sorgen Sie für ausreichend Schlaf, um Ihrem Körper die notwendige Erholung zu ermöglichen. Entwickeln Sie Techniken zur Stressbewältigung, sei es durch Meditation, Atemübungen oder kreative Tätigkeiten. Pflegen Sie Ihre sozialen Beziehungen und schaffen Sie ein unterstützendes Netzwerk von Menschen, die Ihre Gesundheitsziele teilen und Sie auf Ihrem Weg unterstützen.

Ein weiterer spannender Aspekt des Ausblicks ist die Möglichkeit, andere zu inspirieren und zu motivieren. Teilen Sie Ihre Erfahrungen und Ihr Wissen über die basische Ernährung mit anderen. Ob durch persönliche Gespräche, soziale Medien oder das Schreiben eines eigenen Blogs – Ihre Geschichte kann anderen helfen, ihre eigenen Gesundheitsziele zu erreichen. Durch den Austausch von Erfolgsgeschichten und Herausforderungen können Sie eine Gemeinschaft aufbauen, die sich gegenseitig unterstützt und inspiriert.

Langfristig gesehen bietet die basische Ernährung nicht nur gesundheitliche Vorteile, sondern auch eine tiefere Verbindung zur Natur und zur Umwelt. Indem Sie sich für frische, unverarbeitete Lebensmittel entscheiden, unterstützen Sie nachhaltige Anbaumethoden und tragen zum Schutz unserer natürlichen Ressourcen bei. Diese bewusste Wahl fördert nicht nur Ihre eigene Gesundheit, sondern auch die Gesundheit unseres Planeten.

Schließlich ist es wichtig, geduldig mit sich selbst zu sein und die Reise zur optimalen Gesundheit als einen fortlaufenden Prozess zu betrachten. Veränderungen geschehen nicht über Nacht, und es ist normal, auf dem Weg Rückschläge zu erleben. Betrachten Sie jede Herausforderung als eine Lernmöglichkeit und bleiben Sie motiviert, Ihre Ziele zu verfolgen. Die basische Ernährung ist keine starre Diät, sondern eine flexible und anpassbare Lebensweise, die Ihnen erlaubt, Ihre Ernährung nach Ihren eigenen Bedürfnissen und Vorlieben zu gestalten.

Die Reise zu einem gesünderen Leben mit basischer Ernährung ist eine fortlaufende Entdeckung voller Möglichkeiten und positiver Veränderungen. Durch das Verständnis der heilenden Kraft von Lebensmitteln, die Integration regelmäßiger Bewegung und die Pflege von Achtsamkeit und Selbstfürsorge schaffen Sie die Grundlage für langfristiges Wohlbefinden. Geduld, Anpassungsfähigkeit und die Bereitschaft, kontinuierlich zu lernen, sind Schlüsselkomponenten dieses Weges. Letztendlich führt diese Lebensweise zu einer tiefen, nachhaltigen Verbindung zu Ihrem Körper, Ihrer Gesundheit und Ihrem gesamten Lebensstil.

Vielen Dank, dass du dich für das **"Basische Ernährung Kochbuch"** entschieden hast! Dass du mir und meinem Buch dein Vertrauen schenkst, bedeutet mir sehr viel. Ich hoffe wirklich, dass dir die Rezepte und Ratschläge geholfen haben, deine Leistung und dein Wohlbefinden zu verbessern. Jetzt brauche ich jedoch deine Hilfe.

Bewertungen sind unglaublich wichtig – **nicht nur, um das Buch neuen Lesern vorzustellen,** sondern auch, um die Qualität der Inhalte, die ich anbiete, stetig zu verbessern. Jede deiner Worte hat einen großen Einfluss und hilft dabei, diese Gemeinschaft von Sportlern und Fitnessbegeisterten weiter wachsen zu lassen.

Deshalb bitte ich dich um einen kleinen Gefallen: Wenn dir das Buch geholfen hat, nimm dir bitte eine Minute Zeit, um eine ehrliche Bewertung auf Amazon.de zu hinterlassen. Dein Beitrag ist von großem Wert und ermöglicht es auch anderen, die Vorteile dieses Buches zu entdecken.

Keine Sorge, du musst nicht suchen oder Zeit verschwenden: Scanne einfach den QR-Code unten, und du wirst direkt zur Bewertungsseite weitergeleitet. Dein Feedback macht wirklich den Unterschied, und dafür bin ich dir unendlich dankbar.

Vielen herzlichen Dank für deine wertvolle Unterstützung und dafür, dass du Teil dieser Reise zu einem gesünderen und stärkeren Leben bist. □

Mit Dankbarkeit,

Eduard Wiegand

Schalten Sie Ihren Exklusiven BONUS FREI!

Vielen Dank fürs Lesen!

Wir haben einen aufregenden Bonus nur für Sie. Verpassen Sie nicht dieses besondere Angebot! Scannen Sie einfach den QR-Code unten, um auf unsere Landingpage zu gelangen und Ihren exklusiven Bonusinhalt herunterzuladen. Es ist schnell, einfach und voller wertvoller Ressourcen, die Ihnen auf Ihrer Reise helfen. Scannen Sie jetzt und genießen Sie Ihren Bonus!

Vielen Dank!